医学影像
理论与实践

徐振宇　陈初阳　邵小慧　主编

中国纺织出版社有限公司

图书在版编目（CIP）数据

医学影像理论与实践 / 徐振宇, 陈初阳, 邵小慧主编. -- 北京 : 中国纺织出版社有限公司, 2023.8
　　ISBN 978-7-5229-1018-5

　　Ⅰ.①医…　Ⅱ.①徐…②陈…③邵…　Ⅲ.①影像诊断　Ⅳ.①R445

　　中国国家版本馆CIP数据核字（2023）第174971号

责任编辑：傅保娣　特约编辑：高文雅
责任校对：高　涵　责任印制：王艳丽

中国纺织出版社有限公司出版发行
地址：北京市朝阳区百子湾东里A407号楼　邮政编码：100124
销售电话：010—67004422　传真：010—87155801
http://www.c-textilep.com
中国纺织出版社天猫旗舰店
官方微博 http://weibo.com/2119887771
三河市宏盛印务有限公司印刷　各地新华书店经销
2023年8月第1版第1次印刷
开本：787×1092　1/16　印张：11.75
字数：278千字　定价：88.00元

编 委 会

前　言

医学影像学，是研究借助于某种介质（如 X 射线、电磁场、超声波等）与人体相互作用，把人体内部组织器官结构、密度以影像方式表现出来，供诊断医师根据影像所提供的信息进行判断，从而对人体健康状况进行评价的一门科学。医学影像学科在疾病诊断和应用中发挥着越来越重要的作用，而影像学设备的发展使图像分辨率和诊断的准确率明显提高，影像诊断已从单一依靠形态变化进行诊断到集形态、功能和代谢改变为一体的综合诊断。在诊断的同时也开展治疗，扩大了医学影像的应用范围。

本书首先介绍了现代医学影像学基础，涉及影像学检查体位操作的基本知识及技术要点等内容，然后重点阐述了目前医学影像学常用的各种检查和诊疗技术，包括 X 线、CT、MRI 及超声的临床诊断，系统介绍了各部位的影像学检查方法、影像学征象、常见病变的诊断与鉴别诊断等内容。全书选材新颖，内容简明，图文并茂，易于掌握，查阅方便，可供临床工作及教学参考。

在编写过程中，由于作者较多，写作方式和文笔风格不一，再加上时间有限，难免存在疏漏和不足之处，望广大读者提出宝贵的意见和建议，谢谢！

编　者
2023 年 7 月

目 录

第一篇 影像学基础

第二篇 X 线临床诊断

第三篇 CT 临床诊断

第四篇　MRI 临床诊断

第五篇　超声临床诊断

第一篇

影像学基础

第一章

数字解剖学

随着计算机科学与技术，特别是图形图像学、虚拟现实等信息技术的发展，传统解剖学知识的获取方式正在从实地解剖向虚拟解剖发展。实际的解剖操作和实物标本的真实感为解剖知识的学习和掌握提供了重要途径，而电子化的解剖图谱，特别是在虚拟仿真状态下的三维解剖模型将为解剖知识的获取提供更丰富、全面、快捷和实用的手段。随着 CT、MRI 技术的出现与发展，人体内部结构的数字化与三维可视化成为可能，特别是美国可视人和中国可视化人体数据集的相继问世，为高精度人体数字结构模型的建立提供了首要的数据源，使得数字解剖学的研究和应用成为可能。

一、概述

数字解剖学是应用数字化的技术手段，对人体的解剖结构及其功能进行数字化，并对数字化的信息进行解剖学观察、测量、虚拟操作等研究和应用的一门科学。数字解剖学是数字医学的基础，是在数字化人体研究的基础上结合传统解剖学的特点而发展起来的，是社会需求和科学技术发展相结合的产物，经历了从二维的生物医学电子图谱到三维的可视化图谱，从立体解剖图像到虚拟解剖的过程，目前又正从形态学的可视化走向知识可视化的整合过程。高性能计算、先进的图像处理和高逼真度渲染技术能力将会促进数字解剖学仿真实现完全沉浸感、实时真实感，并逐步实现在数字化人体模型上进行具有真实感的虚拟解剖操作。

（一）数字解剖学的起源与发展

1917 年 Radon 提出 Radon 变换，从理论上解决了从投影数据重建图像的问题，后来出现了实用的精确的投影数据重建图像的算法，为医学图像的数字化奠定了理论基础。1969年，英国工程师 Hounsfield 首次设计了一台计算机 X 线断层摄影装置（简称计算机层析成像或 CT），并于 1972 年与英国神经放射学家 Ambrose 将该技术首次应用于头部扫描，获得了第一幅脑肿瘤图像，首次将数字化技术应用到了人体解剖结构的显示。1978 ~ 1980 年，Mallard、Lauterbur 等利用 0.04 ~ 0.085Tesla 的磁共振装置根据人体组织中 H^+ 的磁共振（NMR）现象获得了第一幅人体图像，该图像称为磁共振图像，这种成像技术称为磁共振成像（MRI）。CT、MRI 等临床影像技术的发展，为医学临床诊断提供了形象而准确的断层图像依据，同时也为人体解剖结构的数字化提供了个性化的数字解剖信息，是数字解剖模型的数据来源之一。

美国国家医学图书馆（NLM）于 1985 年开始讨论发展数字人相关研究的长期规划，

1988 年 NLM 召开了关于"生物医学图像库建立和传播方面的科技问题"的会议，在开展整个人体图像数据集的可视人计划（VHP）项目方面达成了共识。NLM 在 1989 年举行的电子图像特别规划工作会议上通过了题目为"电子图像处理"的报告，认为图像是生物医学知识的重要部分，图像为理解生物结构和技能提供便利，是医学教育、研究和保健工作的重要组成部分。新的计算机技术提供了前所未有的机遇，可以利用动态三维图像对传统的二维医学图像进行补充。这些图像可以按照与它们所代表的物理实体类似的方式观察、旋转和可逆方式的解剖，对学生具有宝贵的教学价值，给研究人员增加了新的视角，可以为医生提供关键的资料规划信息。新的图像资料库将是对原来的基于事实的数据库的新补充。1991 年 8 月，NLM 与科罗拉多大学健康科学中心签署协议，由科罗拉多大学的 Victor Spitszer 领导的研究小组进行人体结构数据库的采集和三维重建。科罗拉多大学采用的方法是在获取尸体标本的 CT、MRI 图像后，将人体标本低温冷冻，用工业数控铣床逐层铣切、逐层照相，以获取人体连续横断面的数字图像，然后利用计算机三维重建技术重构人体的三维形态结构。

美国可视人计划的实施在全球引起了巨大反响，于 1996 年、1998 年、2000 年、2002 年举行了 4 次 VHP 国际学术会议，有不少研究机构或大学利用 VHP 的连续断面图像已经或正在开发新的计算机人体模拟系统和实用产品。如华盛顿大学开发的数字解剖学家、哈佛大学开发的全脑图谱及外科手术规划系统、斯坦福大学开发的虚拟内镜系统、德国汉堡大学开发的 Voxel-Man 系统、美国伦斯利尔理工学院开发的核医学虚拟仿真系统、瑞士联邦理工学院计算机图像实验室开发的腹腔镜模拟系统等。目前，韩国、日本、德国、澳大利亚等国纷纷启动了数字人的相关研究。韩国 Ajou 大学医学院和韩国科技信息研究所得到国家科学基金的资助，实施了韩国可视人（VKH）五年计划（2000.3 ~ 2005.2）。并于 2001 年 3 月获得了第一例韩国可视人体数据集，标本为 65 岁的男性脑瘤患者，层间距为 0.2 mm，断面分辨率为 610 万（3 040 ×2 048）像素。

我国 2001 年启动了数字人体相关研究计划，分别是陆军军医大学主持的数字化可视人体（CVH）项目和南方医科大学主持的虚拟中国人（VCH）项目。2002 年 10 月成功获得了 1 例男性数字化可视人体数据集，2003 年 2 月成功获得了 1 例女性虚拟人数据集，共同开创了中国数字人体的研究。

（二）数字化人体研究项目

2001 年美国科学家联盟（FAS）提出数字人体计划，其人体计算机仿真包括三个级别：微观（分子、基因、细胞、纳米）、中观（组织、器官）、宏观（全身）。2001 年 4 月在纪念诺贝尔奖颁发 100 周年科技报告会上，一批诺贝尔奖得主提出从虚拟人探索 21 世纪科技边界。2003 人类基因组计划的发起人 Delice 教授鼓励开展分布式虚拟人研究，认为这是 100 年的计划。我国在 2003 年的第 208 次香山科学会议上，按与会科学家们的建议将早期的研究报道称为"数字化可视人"或"数字化虚拟人"，统称为"数字人的研究"。

除了 VHP 以外，其他与数字人相关的著名项目有：VoxelMan、可视胚胎计划、可视鼠计划、可视动物计划、Stanford 可视人计划、哈佛大学新一代可视人数据集计划、Michigan-Pittsburgh 大学可视人计划、VIP-Man、人类脑计划、虚拟细胞计划、华盛顿大学的数字解剖学家计划、Physiome 计划、各种知识本体计划、分子级生物信息网络及其软件工具细胞标记语言 CellmL、哈佛大学的全脑计划、E-Cell 软件计划（日本）、哈佛大学手术规划实验室对虚拟外科学的长期努力、NASA 的生命卫士计划以及美国防部的 BioSpice 项目等。

（三）基本概念

1. 数字化人体

数字化人体或数字人就是应用现代信息技术，采用人体解剖学和现代影像学方法获取人体解剖结构数据信息，在计算机上建立的全数字化的人体真实结构三维模型；是将人体结构和功能数字化与可视化，建立的能被计算机处理的数字模型。

该模型是一个包括人体结构与功能相关信息的数字化集合体，具有与人体相同或相似的生物数据，是进行关于人体的定量分析计算和精确模拟的基础。数字化人体模型是人体仿真实验、数字医疗、虚拟医疗训练等与人体虚拟仿真实验有关的基础数据平台，还可应用于与人体结构有关的医学、军事、航天、体育、汽车、艺术等多个领域。

（1）数字化人体的发展阶段：根据数字人的功能可将其分为 3 个基本阶段，即数字化可视人体、数字化物理人体和数字化生理人体（图 1-1），涉及从几何形态到人体物理特性、生理特性，从单一的可视模型到具有知识表示的符号模型，从宏观的器官到微观的组织、细胞、基因等多个层次、多方面的知识和信息。智能数字人在医学、仿生学、航空、交通等方面将具有更广阔的应用前景。数字人的数据信息除从连续断层图像（大体冷冻断层、组织切片等）、临床的 CT 和 MRI 获得资料外，还包括来自组织学、生理学、病理学、基因等与人体形态、功能、生理、病理等相关的多方位的信息，具备知识的数字人才能更好地应用于医学、仿生学、航空、交通等方面。如何将这些信息进行整合，形成一个有机的整体是当前数字人亟须研究的。

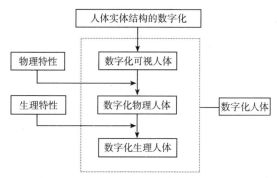

图 1-1 数字化人体的发展阶段

（2）数字化人体模型：在数字化人体的 3 个基本阶段中，数字化可视人体是首要和前提，是人体仿真和模拟的基础。其数据信息包含了从宏观的器官到微观的组织、细胞、基因的实体结构信息，数字化可视人体就是将人体内的这些实体信息进行数字化，在计算机上构建的具有代表性的可视的人体三维数字模型。在特定的约束条件下，对模型进行变形可模拟不同体型、不同年龄的个体，以适应不同环境、不同需求的数字人体模拟仿真。根据数字化的结构信息的不同，将数字化可视人体模型分为广义的数字人体模型和狭义的数字人体模型。广义的数字人体模型包括器官、组织、细胞、基因等人体结构的结构信息，狭义的数字化可视人体模型指的是肉眼可见的组织、器官的数字模型，通常称为数字解剖模型，是目前通常所指的数字化可视人体模型（图 1-2）。

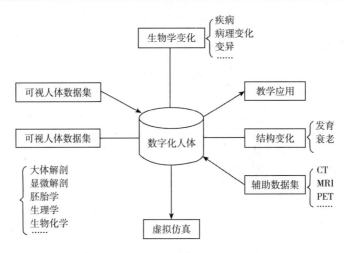

图 1-2 数字人体数据结构示意图

要构建人体形态结构的数字模型，首先是要对人体内的解剖结构进行精确的数字化，将人体的解剖结构按照一定的精度进行采样，生成可描述该结构形态的数学表达式或数据阵列。人体是一个结构复杂的形体，现有的技术条件无法完全获得其内部解剖结构的数字信息，只能通过现有的技术手段逐步地、近似地模拟人体的形态结构。适用于人体结构数字化的技术有 4 类。

1）临床影像技术，包括 CT、MRI、PET、扩散张量成像（DTI）、超声技术等。

2）断层技术，包括冷冻锯切技术、塑化断层技术、连续切片技术、数控铣切技术等。

3）三维扫描与摄影成像技术，如三维激光扫描技术可获得解剖结构的表面数据。

4）其他技术，如根据统计测量数据生成三维模型的数学方法等。前两种技术对数据的采样精度高、信息丰富，还可获得完整人体或组织器官内部结构的形态数据，是目前人体结构信息数字化最常用的技术方法，后两种方法只能获得单一的组织器官的外形数据，可作为标准数字人体模型数据的补充。

2. 三维数字模型

三维数字模型是用三维坐标来描述物体的形状，在各种计算机图形应用领域中有不同的三维建模方法，并用不同的算法来描述这些领域中的物体和对象。

（1）体数据：数字图像是描述数据元素的颜色或光强的二维阵列，这些元素称为像素，是图像元素的简称。一个三维体可以用一个具有相应值的三维阵列来描述，这些值就是体元素，简称体素。体素是组成体数据的最基本单位。在体素的表示中，可以将体素看成是具有一定大小的小长方体，或者是三维空间中没有大小的一个点。在本章以后的描述中，均将体素看成是一个小长方体。体数据，或称体素模型，常用 (x, y, z, c) 来表示，其中 x、y、z 分别表示三维空间 XYZ 的坐标，c 表示色彩分量。体素模型也可以看成是由许多个体素组成的，当某一维取值固定就可以得到一幅二维图像，称为断层图像。

在体图形学中，一个 width × length × depth 的三维形体是以离散的形式来存储的，其中 width、length 和 depth 分别是三维形体在三个方向上的分辨率，这样一个离散化的三维形体称为体数据，或三维数据体。体数据是真正的三维实体，它含有物体的内部信息。体数据可以看成是在有限空间中对一种或者多种物理属性的一组离散采样，因此它是以有限个采样值来描述场空间，可以表示成：$\{f(x), x\epsilon R^n\}$。$\{x\}$ 是 n 维空间的采样点的集合，因此也把体数据看成数据集。

（2）几何模型：采用面绘制技术生成的模型称为面模型，或几何模型。几何模型重点描述分割类结构的空间外形轮廓，其内腔可以不含任何数据信息，是虚拟仿真解剖的基础。体素模型具有较好的视觉感，但缺乏控制的节点，难以对实体模型进行变形、选择形切割等操作。面模型是由一系列的空间坐标点按照一定的连接规律连接起来的面片图形，随着坐标点数目的增加，面片的数量也随之增加，并逐渐逼近现实生活中物体的形态，近似地模拟现实中物体的形态结构。在众多的三维 CAD 软件中可以对三维几何模型添加类似于实物的材质或纹理信息，尽可能地使三维模型具有逼真感。

（3）有限元模型：有限元模型是进行有限元分析（FEA）的基础，有限元分析是利用数学近似的方法对真实物理系统（几何和载荷情况）进行模拟，是基于"化整为零"的思想用较简单的问题代替复杂问题后再求解，从而探讨真实结构的力学特性。经面绘制和体绘制的三维数字模型主要是针对三维模型的显示和浏览，只是一个形态学上的数据框架，重点是"看"，还不具备物理学的性能，不能进行重建结构的力学分析。

3. 医学图像可视化

科学计算可视化（ViSC），简称可视化，是一种特殊的计算方法，它把数字符号转换为几何图像或图形，使研究者能观察其模型的计算过程，并进行交互控制。科学计算可视化提供了一种看见不可见信息的方法，丰富了科学发现的过程，赋予人们深刻而意想不到的洞察力，从根本上改变了科学家进行科学研究的方式。

医学图像可视化技术的研究是可视化研究的一个重要方面，也是推动可视化发展的一个重要因素。现代化的医疗设备提供了大量的医学图像，它们是可视化研究的重要数据来源。医学图像可视化研究围绕着这些图像，研究内容非常广泛，包括图像的分割、三维医学图像的重建等。

医学图像的可视化是数字解剖学的基础和核心，是采用一定的三维重建算法将一系列连续的低维（如二维的 CT 连续断层图像、一维的人体生长等）的医学数据源进行数字化处理，还原成数据源本身的三维形态，以进行定性、定量分析的技术，并利用计算机以可视化的方式展示其三维形态结构。医学图像的计算机三维重建技术作为有力的辅助手段能弥补影像设备在成像方式上的不足，除二维断层信息外，还可提供翔实的、具有真实感的三维医学图像，辅助医生从多角度、多方位、多层次进行观察和分析，在辅助医生的临床诊断、手术计划的设计与虚拟仿真、优化治疗方案等方面发挥重要作用。因此，面向医学领域的医学三维重建与可视化技术的研究得到了广泛关注，具有广阔的应用和发展前景。

（四）数字解剖学的发展前景

数字人作为一种科学技术研究的平台，具有广阔的应用前景。凡是涉及与人体结构有关的、用数字化技术为研究手段的项目，都必须要有这个基础性的数据框架——数字人。在数字人体模型的基础上，根据人体发生、发育规律构建可变形的发育数字解剖模型，使其逐步完善成为具有知识体系和语义规范的数字解剖框架体系。该框架体系经过虚拟仿真技术的处理后，将在临床诊断与治疗、医学教育、临床技能仿真培训、航空航天、体育竞技、影视虚拟、军事科研、人体工效学等与人体结构有关的领域具有广阔的应用前景。

数字解剖学是数字化人体研究项目的一个重要方面，重点是在数字可视人层面的研究与应用。尽管数字化人体研究取得了许多重要成果，但还存在不少难题有待解决。例如：冷冻断层的数字图像信息还不能进行完全的自动图像分割，这成为数字人体建模的瓶颈；神经系统的细小分支、淋巴系统中的细小管道等难以在冷冻断层上识别；等等。虚拟现实技术是建立虚拟世界的核心技术，也是数字解剖学发展和应用的核心技术。目前，还有不少因素制约着数字解剖学的发展和应用，譬如：高昂的设备、复杂的建模、庞大的数据量和虚拟现实仿真技术的应用。随着技术的进步和这些问题的逐步解决，数字解剖学会进入一个更快的发展时期。

二、数字化人体数据源

进行数字解剖学研究的前提是构建人体的数字解剖学模型，而建立数字解剖学模型的核心是将人体内的结构信息进行数字化，准确获得各解剖结构的空间形态参数。通过常规的解剖操作，可以了解人体各解剖结构的形态和毗邻关系，是属于人的认知，属于符号信息，是人们认识人体结构的常规方法。然而，已解剖过的结构无法重复使用，难以准确获得解剖结构的精确数字信息，从而无法让计算机"理解"。数据获取的关键是获得解剖结构的精确坐标体系，因此能够获得人体形态结构的空间参数，并建立统一的坐标体系的方法，均可认为是数字人体数据获取的方法，所获得的数据均可认为是数字人体的数据来源。数字人体的数据来源主要有解剖断层（特别是冷冻铣切断层）、影像数据（CT、MRI、PET 等）、域扫描（激光扫描、逆向工程等）、有限元分析或数值模拟得到的数据，以及数学建模等方法获得的数据。

（一）数字人体数据的基本要求

构建数字解剖学模型通常是以二维图像为基础重建而成的，根据模型生成时采用的方法和用途的不同，将数字解剖模型分为体素模型和几何模型两种。但无论哪种重建方式，对二维图像都有共同的基本要求，即完整性、连续性、可配准性、可识别性等。

1. 完整性

是指数据的完整性。三维重建，尤其是体素重建，都是在成系列的二维图像的基础上来进行的。如果二维图像的层数太少，则为三维图像提供的信息就少，重建出的三维图像逼真度就差。一般说来，在单位长度内，二维断面的层数越多（即断层越薄），信息量就越大，重建出的图像就越逼真。但随着层数的增加，数据量则增加，对计算成本的消耗就越大。因此，用于三维重建的系列断层的厚薄度应根据所要显示解剖结构的精细程度和研究的目的要求来确定，选择合适的断面间距为宜。

2. 连续性

用于三维重建的二维断面图像，要求为连续断面图像。如果断面有缺损，则会造成缺损部位解剖信息的丢失，重建的图像就会有缺损。

3. 可配准性

三维图像可简单理解为二维图像的重叠，图像上的定标点或配准标记至关重要，这是构建三维数据集的基础。在连续二维断面的情况下，最少需要 2 个可识别的定位标记点。

4. 可识别性

要求断层图像具有较高的清晰度和锐度，这有利于识别解剖结构。如果是体素重建，重建后图像的清晰度完全取决于二维图像的清晰度。如果是表面重建，二维图像的清晰度需要达到足以使图像分割者能判断出解剖结构的边界。否则，会影响重建图像的真实性。

除了以上基本要求外，不同的研究目的可能还有其他的要求，如标尺、色谱带等。

（二）CT 数据

电子计算机 X 线断层扫描（CT），是用 X 线束对人体某部一定厚度的层面进行扫描，由探测器接收透过该层面的 X 线，转变为可见光后，由光电转换变为电信号，再经模拟/数字转换器转为数字，输入计算机处理。图像形成的处理有如对选定层面分成若干个体积相同的长方体，称为体素。扫描所得信息经计算而获得每个体素的 X 线衰减系数或吸收系数，再排列成矩阵，即数字矩阵。经数字/模拟转换器把数字矩阵中的每个数字转为相应灰度的小方块，即像素，并按矩阵排列，即构成 CT 图像。

CT 值：特定物质的 CT 值等于该物质的衰减系数与水的吸收系数之差再与水的吸收系数相比，然后乘以 1 000，并将密度固定为上限 +1 000，将空气定为下限 −1 000，其他数值均表示为中间灰度，从而产生了一个相对的吸收系数标尺。物质的 CT 值越高，表明其组织密度越大。

CT 图像是通过数学方法对 CT 原始数据进行重建，得到图像矩阵，矩阵中的值，即像素值，通常为灰度值。这些像素反映的是相应空间位置组织的 X 线吸收系数。

CT 图像是断面图像，常用的是横断面。为了构建和显示整个器官的三维数字模型，需要多个连续的断面图像。

（三）MRI 数据

核磁共振成像（NMRI），也称为磁共振成像（MRI），是利用核磁共振（NMR）原理，依据所释放的能量在物质内部不同结构环境中不同的衰减，通过外加梯度磁场检测所发射出的电磁波，即可得知构成这一物体原子核的位置和种类，据此可以绘制成物体内部的结构图像。

MRI 图像与 CT 图像一样，是以断层图像的形式来显示人体某一断层位置的灰度图像，在建立人体结构的三维数字模型时需要多层连续扫描图像。

（四）组织学切片

人体内细小解剖结构的数据获取通常采用组织学切片的方法获得。通过对特定组织的包埋、连续切片、染色、显微数码照相等步骤可获得该组织的连续断面图像。

（五）冷冻铣切断层数据集

人体结构的断层标本可以通过刀切、锯切、铣切等方式获得。较硬的组织，如骨，难以用刀切割。锯切标本存在较厚的锯路损耗，难以形成可进行三维重建的数据集。获得完整人体结构形态数据的理想方法是冷冻铣切断层技术。

人体标本经定型灌注、血管和空腔的填充后，在低温环境下（通常低于 −25 ℃）置入 5% ~ 10% 的明胶液中进行冷冻包埋，以确保标本具有规则的外形，以及相对一致的硬度和切割特性。利用数控铣床对冷冻后的标本进行逐层铣切、照相，获得标本的连续断层图像。冷冻铣切断层的数字化通常是在可见光谱的条件下获得的，也可在多光谱条件下获得一些特殊结构的数码图像，如软骨。

1. 冷冻铣切断层图像的特点

目前国内外已建立的数字化人体数据集均是在可见光谱条件下获得的真彩色数码照片，

真实反映了肉眼可见的断层结构，与临床影像数据相比，具有更高的清晰度、更高的解析度，反映的结构信息更完整等特点。

国内获得的一幅冷冻断层图像的解析度最低的达到 630 万像素，最高的达到 2 000 万像素，单层图像的结构分辨率低于 0.2 mm×0.2 mm，高的低至 0.1 mm×0.1 mm，基本能识别解剖学教学中要求的解剖结构。数控机床的操作精度达到 0.001 mm，确保了断层间距进位的准确性，使断层的层间距较锯切断层和临床影像断层具有更薄的层间距，其层间距可低至 0.1 mm。冷冻铣切断层图像的高解析度和超薄断层可使重建后的体素解析度达到 0.1 mm×0.1 mm×0.1 mm，完全能满足解剖学和临床教学与辅助诊断的要求。数控机床的面铣切功能确保了断层切面的平整度和清洁度，确保断面结构具有清晰的轮廓边界，有利于解剖结构的识别与分割。

2. 图像质量的影响因素

（1）铣切面的光洁度和标本质量越好，成像质量越好。

（2）数码相机及其设置，选用专业级的数码相机，镜头无畸变，采用固定光圈，锁定焦点，使所有断层图像具有相同的曝光参数。

（3）光照系统，铣切面的光照均匀，前后一致，色温与正常阳光下的色温相近，或特定光谱的恒定光源。

（4）保持焦平面与铣切面的距离不变。

（六）其他断层数据

除上述连续断层图像数据外，还有其他方法获得人体结构的图像数据，如激光共聚焦图像、超声图像等。

（七）主要数据源的数据特点

影像数据常以 DICOM 数据格式存储和传输，是一个医学图像处理和传输的常用标准。域扫描主要用于解剖结构外表轮廓的形态参数；数学建模可生成有规律的能用数学公式表示的形态结构，如在断层上难以识别的神经、小血管等；有限元分析或数值模拟得到的数据是一些间接的数据参数，可补充和纠正数字模型的参数；解剖断层和影像资料是目前数字人体数据的主要来源，能获得人体结构的内部形态和外部轮廓的形态参数。解剖断层包括完整人体或大器官的冷冻铣切断层和小器官或组织、细胞的组织切片，其特点是断层分辨率高、层距小、色彩丰富，含有完整的解剖信息，特别是冷冻铣切断层，能获得完整人体解剖结构的形态参数，是目前建立数字人体的主要数据来源。近年来，随着 CT、MRI 扫描设备技术的提高，特别是 64 排螺旋 CT 和 3Tesla 的磁共振（MRI）设备的出现，大大提高了影像数据的质量，所包含的解剖数据信息也越来越丰富，特别是可以包含部分人体结构的功能信息，这是冷冻断层所没有的。

在所有数字化技术中，与医学诊断、治疗最接近的数字化人体结构信息为临床影像资料，其成像速度快，能在较短的时间内获得某些与疾病相关的个体的解剖结构信息，适合构建一些对影像扫描方式敏感的形态结构，如骨、血管、特殊的病变组织等。但难以构建数字人体所需的基本数字人体框架，可作为标准数字人体模型的补充。采用断层技术获得的图像资料包含了断面上可见组织的彩色信息，经数字化后能获得在可见光或特定光源下的指定解析度的组织结构信息。利用数控铣切技术可以将断层间距缩小到指定的范围，从而获得解析度较高的组织空间数据信息，是理想的数字人体建模的数据来源，是在现有技术条件下所能获得的精度最高、质量最好的数字人体数据源。由于数控铣切技术是铣切一层数字化一层图像，铣切后无实物标本作对照或进一步进行组织染色，因此，仅适合在肉眼下或巨视条件下可见的组织结构，难以获得亚组织、细胞等结构的形态学数据。连续切片技术是在保留一定厚度的断层切片的基础上对组织切片进行染色后，在一定光源条件下进行数字化处理来获得组织结构的数字图像。根据要突出显示的组织、细胞的要求不同，可选用石蜡切片、冷冻切片、火棉胶切片等技术，并根据组织、细胞种类的不同选用不同的染色方法，以突出显示这些组织结构。因此连续组织切片技术适用于组织、细胞层面的模型建立。

三、数字解剖学方法

对所建模型要求的不同，其建模的方法和步骤也有所不同。其制作步骤主要包括数据的获取、图像预处理、图像配准、图像分割、重采样、三维重建、三维可视化、虚拟解剖等。数据获取是建立数字解剖模型的第一步，信息量最丰富的数据源是彩色的薄层解剖断层标本，即数字人体数据集。在数据获取与三维重建之间的步骤则根据数据源的类型、规模和对数字模型的要求不同，其处理的步骤和顺序也有所不同。如影像断层数据可经过分割后直接建立三维数据模型。

（一）数据预处理

图像的预处理就是在原始断层图像上进行的操作。原始断层数据在数据采集过程中难免存在数字化误差，包括铣切面处理误差、曝光误差、色差等误差，影响断层数据的均一性，需要进行曝光量和色彩的均一性调整。主要是利用数码相机自带的软件对曝光过度或不足的照片进行二次曝光处理，可重新设置和调整数码文件的白平衡、曝光量、色彩平衡、GAMMA 值、感光度等参数。其次，是采用图像预处理算法，如图像增强、图像复原等技术来改善图像数据。

预处理不会增加图像的信息量，一般会降低图像的信息量。因此，应尽量减少对原始图像的预处理，最好的途径是确保高质量的数据获取。预处理的目的是处理那些有误差的图像，改善其图像数据，抑制不需要的变形或者增强某些对于后续处理重要的图像特征。

（二）医学图像配准

在医学图像采集过程中，有时会出现因人为误差、机械误差、照相误差等因素造成某些断层数据的 X、Y 平面坐标体系出现偏差，这种偏差主要体现为图像偏移、缩放和旋转。图像配准的目的就是调整所有断层序列的图像，使其具有相同的坐标体系。配准的结果是同一例断层标本具有相同的坐标体系。一个好的配准结果应达到亚像素配准级别，即断层图像上的解剖点与实际的坐标位置相差小于 1 个像素值。经图像配准后的二维冷冻连续断层图像串接起来即可构建三维体数据集。而影像图像（CT、MRI、PET 等）数据均为体数据集，但在机器内部表示为一个数据序列。

1. 图像配准概念

图像配准是指对于一幅断层图像寻求一种（或一系列）空间变换，使它与另一幅断层图像上的对应点达到空间上的一致。这种一致是指在两张相邻的二维图像上的对应点有相同的空间位置。在二维空间中表现为二维变换，在三维空间中表现为三维变换。实际配准过程中根据不同的特点和要求既可以采用简单的刚性变换，也可以采用较复杂的弹性变换。配准的结果应使两幅图像上所有的解剖结构点，或至少是特定的器官结构，或具有特殊诊断意义的点，及手术中感兴趣的点都达到匹配。

进行医学图像三维重建的数据来源主要包括临床影像数据（如 CT、MRI、PET 等）和标本的解剖断层（如冷冻连续断层、连续的组织切片等），每一种数据来源对人体结构和功能的获取方式有一定差异，所获得数据信息具有各自的侧重点，不同数据源之间在人体结构和功能上可相互补充。几幅不同数据来源的图像信息综合的结果称为图像融合。

2. 医学图像的基本变换

对于在不同时间和（或）不同条件下获取的两幅图像 I1（$x1$，$y1$，$z1$）和 I2（$x2$，$y2$，$z2$）配准，就是寻找一个映射关系 R：（$x1$，$y1$，$z1$）→（$x2$，$y2$，$z2$），使 I1 的每一个点在 I2 上都有唯一的点与之对应，并且这两点应对应同一解剖位置或相同的坐标体系。映射关系 R 表现为一组连续的空间变换。常用的空间几何变换有刚体变换、仿射变换、投影变换和非线性变换。

3. 医学图像配准方法的分类

依据分类的特征可分为基于外部特征和基于内部特征两种。外部特征是指位于尸体标本外部的特殊标记物，冷冻铣切断层为定位标记。内部特征可以是特定标记点、分割结构或体素等，冷冻连续断层的配准一般采用基于外部特征的配准，只有在存在畸变的情况下或有精细配准的要求时才进行基于内部特征的配准。

依据变换的性质可将图像配准分为刚性变换、放射变换、投影变换和曲线变换。刚性变换是将需配准的图像进行平移、旋转和缩放操作。当图像采集系统无成像畸变和包埋体进位偏差时，连续断层图像的配准一般仅需考虑刚性变换即可。

依据配准的医学图像模态将图像配准分为单模图像之间的配准、多模图像之间的配准和患者图像和模态图像之间的配准。单模图像之间的配准一般应用在生长监控、减影成像方面。多模图像之间的配准应用最多，主要应用在影像诊断，可分为解剖结构与解剖结构的配准、解剖结构与功能的配准两大类，前者将显示形态学不同结构的两幅图像混合，后者将组织的功能或代谢与它相对应的解剖结构的空间位置上联系起来。患者和模态之间的配准一般应用在放射治疗和计算机辅助手术中的术中定位。

4. 图像配准的特性

在图像配准过程中，一般先提取图像的特征信息组成特征空间，然后根据特征空间确定一种空间变换，使变换后的图像达到所定义的相似性测度。为降低配准过程中的运算量，需采用优化措施使相似性测度更快、更好地达到最优值。特征空间、变换和优化就是配准的三个基本特性。

5. 冷冻断层图像配准实例

（1）图像配准算法：冷冻断层图像的特征信息为包埋的 4 个定位标记物，在每张断层图像上均有具有相同几何形态的 4 个定标点。在数控铣切加工过程中，进位方向与铣切面垂直，相机成像方向相同。所以，在配准算法中考虑刚性变换。

（2）冷冻断层图像配准基本步骤：在冷冻连续断层图像上设定了用于图像用的定位标记物，该标记物通常为 2 条以上相互平行或具有特定数学规则的管状结构，将连续断层图像上定位标记物的坐标进行归一化处理，使其还原标记物原有的形态和空间坐标关系，即可完成冷冻连续断层图像的配准。

首先获取定位标记物在二维断层图像上的平面坐标，并确定其基准的配准点坐标，通过图像的几何变换，如平移、旋转、缩放操作，将连续断层图像上的定位标记点与基准配准点进行坐标匹配，以达到所有连续断层图像在几何坐标上的一致性。根据数据获取的特点，在配准算法上可采用基于2点的刚体变换、基于3点的仿射变换和基于4点的投影变换。由于冷冻连续断层图像在数据获取过程中的数控精度较高，连续断层图像间的平面相对平行，在图像配准算法上通常采用基于2点的刚体变换。

6. 图像配准的评估

经图像配准后，需要对配准的结构进行评估、验证，确保获得高精度的配准数据集。单一数据源的图像经配准后通常可以获得较高的配准精度，采用目测检验的方法可获得较好的评估效果。多模医学图像配准结果的评估一直是件很困难的事情。由于待配准的多幅图像基本上都是在不同时间或（和）条件下获取的，所以没有绝对的配准问题，即不存在什么金标准。只有相对的最优（某种准则下的）配准。在此意义上，最优配准与配准的目的有关。常用的评估方法有以下几种。

（1）目测检验：利用 Photoshop 的批量裁切功能或 Matlab 软件的图像裁切函数 imcrop 对配准图像进行相同区域、相同大小的图像裁切，裁切配准图像中心区域的连续断层图像数据，其图像大小不超过图像浏览器的图像显示区，如用 AcdSee 等看图软件对裁切的图像进行连续观察，观察断层间的变化情况，记录有跳动的图像序号，分析出现图像配准偏差的原因，重新获取或根据规律计算出这些图像的定标点坐标，重新进行图像配准。

对多模医学图像配准的结果由相关领域专家用目测方法检验，听起来有些主观，但的确是一种相当可信的方法。

（2）定标点重心坐标的检测：采用相应的定标点重心坐标获取的方法获取配准图像上所有定位标记物的新坐标，生成配准后的定位标记物重心坐标值文件。在 Matlab 软件中分别计算各配准后的断层图像上定标点坐标与标准定标点坐标之间的 x、y 分量的差，分别记为 $Dx_i = x_i - x_0$ 和 $Dy_i = y_i - y_0$，当偏差最小的两个定标点坐标的 Dx_i、Dy_i 任一分量差大于 1 时，用 Photoshop 软件对该图像上所有定位标记物图像区域进行红色值填充，再重新获取定标点重心坐标并进行自动配准，重新计算 Dx_i、Dy_i 值。分别搜索 Dx_i 和 Dy_i 的最大值，分别为 $Sx = \max$（$|Dx_i|$）和 $Sy = \max$（$|Dy_i|$）。当 Dx_i、Dy_i 的值均小于 1 时，则满足图像配准要求。

（三）医学图像分割

1. 图像分割的概念

图像分割就是指将图像中具有特殊含义的不同区域区分开来，这些区域互相不交叉，每个区域都满足特定区域的一致性。图像分割主要采用特征信息来进行。图像分割中，可用的特征信息主要包括图像灰度、颜色、纹理、局部统计特征和频谱特征等。在医学图像上，这些特定区域就是指具有特定功能的解剖结构单位或组织空间。分割的目的是将感兴趣区域提取出来，为结构分类作准备，并为定量、定性分析提供基础。图像分割可以分为面向整体区域的整体分割和面向边缘的部分分割。

均匀性原则的选择在很大程度上影响图像分割的结构。医学断层图像的均匀性原则是指按医学分类的方法来确定的具有一定功能的解剖结构。在多数情况下，该结构（目标）与背景之间的区分是模糊的，人在分辨图像的目标和背景时，不仅要根据图像本身的性质，而且还要根据其学科知识和经验来作出判断，而这些学科知识和经验尚难以用数学方式表达。图像分割是图像处理、图像分析和计算机视觉等领域最主要的研究课题之一，是数字解剖学发展的瓶颈问题之一。精细分割工作量很大，其分割的理论和方法至今尚未获得圆满的解决。对于不同领域中广泛存在的不同类型的图像，至今还没有一种通用而又方便的分割方法。

2. 图像分割方法的分类

（1）自动分割：最常用的方法是阈值分割。阈值分割就是把图像的灰度分成不同的等级，然后用设置灰度门限（阈值）的方法确定有意义的区域或分割物体的边界。主要应用于灰度值或特征值相差较大的灰度图像，如 CT 图像的骨骼分割、数字减影的血管分割等。缺点是不适用于多通道图像和特征值相差不大的图像。冷冻断层图像是彩色图像，比灰度图像含有更丰富的数据信息，不能直接用灰度阈值分割的方法来分割解剖结构，但可应用于已经进行分割定义的彩色图像。

区域生长法是选取一个种子点，依次将种子像素周围的相似像素合并到种子像素所在的区域中。该方法计算简单，特别适合小结构的分割。缺点是需人工定义种子，且对噪声敏感，易导致抽取的区域有空洞或将原本分开的区域连接起来。

此外，还有人工神经法、小波变换法、Snake 法、遗传算法、基于微分算子的边缘检测、基于知识的分割等多种分割算法。这些分割算法适用于一些特定的灰度图像，无法满足断层解剖图像的分割。

（2）人工分割：计算机自动分割是基于人为给定的分割参数值来进行的，灰度值和颜色值（RGB 值）是常用的分割参数。但由于人体解剖结构的复杂性，同一灰度或颜色可能有多个解剖结构，同一解剖结构的不同部位往往又具有不同的灰度和颜色。这些特点给计算机自动分割带来了较大困难，因为计算机没有一个给定的参数值可用。因此，在解剖图像特别是复杂解剖图像的分割中，人工干预常常是必不可少的，有时手工分割成为主要的分割方法。彩色图像最常用的分割方法仍是计算机辅助下的手工分割，即由具有专业知识的人员在图像处理软件中将目标区域的边缘勾画出来或用特定的颜色填充目标区域。

3. 图像分割的准确性

准确性应是科学研究全过程的根本要求。图像分割的准确性会直接影响到三维重建的准确性。影响分割准确性的因素来自两个方面，一是所使用的分割软件的准确性，二是操作者专业知识掌握的程度、经验和责任心。

（四）计算机三维重建与可视化

医学图像三维可视化的研究始于 20 世纪 70 年代中期，由于受当时计算机断层摄影技术和解剖断层技术发展水平的限制，断层厚度和层距离都很大，因此早期研究主要集中在轮廓连接，将相邻断层的轮廓连接生成物体表面。随着科学计算可视化技术、医学影像技术、计算机图形学、高性能计算等各种信息技术的发展，三维可视化的基本思想得以建立，并逐渐成熟。医学图像三维可视化可提供人体组织、器官的三维信息，辅助医生对病变体及周围组织的分析，提高医疗诊断的准确性与科学性，有利于制订最优的治疗方案及放射手术规划，并可进行手术模拟，在解剖学教学及医学研究中具有重要意义。

医学图像的三维重建技术就是利用一系列的二维断层图像重建三维图像模型并进行定性

和定量分析的技术，该技术最关键的部分就是三维重建，也就是从二维数据到三维几何数据的处理过程。三维重建算法通常分为面绘制和体绘制两大类。

医学图像的计算机三维重建就是获取人体的采样数据，通过三维重建算法将采样后的数据进行三维重建，恢复人体本来的三维结构，以及人体结构的原型。从本质上说，三维重建是一个逆过程。

1. 计算机三维重建算法分类

医学图像的计算机三维重建就是对一系列二维的医学图像进行处理，使之生成三维的医学图像，其实质是对人体三维体数据的可视化。根据问题的要求和数据的特点可以分为两种不同的技术。一类是面绘制法，用光学的光反射和折射原理形成的三维立体图，相当于给一个三维物体照相，获得的是结构的表面信息。另一类是直接体绘制法，其基本原理是将一束平行（光）线穿过物体，用最大值或光/粒子衰减的算法将一个值投到背面的投影平面上，它直接由三维数据场产生屏幕二维图像。

（1）面绘制法：面绘制的基本思想是：首先提取感兴趣物体的表面信息，把体数据转换为由一系列多边形表面片拟合的等表面，然后用面绘制算法根据光照、明暗模型进行消隐和渲染得到三维的显示图像（图1-3）。面绘制法是一种表示数据场中感兴趣的物体表面的方法，在屏幕上采用光栅显示技术，而在对三维物体对象的描述、变换和显示生成等方面则采用基于对象的方法。在三维重建中将对象保存在一个显示列表中，这个列表不仅存放点、线、多边形等二维基本图素，还有三维空间中对象的面（平面或曲面），即对象是以表面作为表示、操作和显示的核心。对列表中对象的任何改动或者可视参数、光照参数等的改变时，如视点的改变，都要重新生成显示图像。

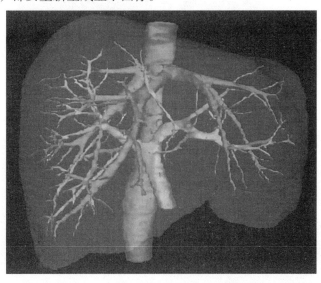

图1-3　面绘制三维图像（肝内管道）

最具代表性的是 Keppel 在 1975 年提出的用三角面片来拟合物体表面的方法。这类重建方法需要解决断层图像上轮廓提取、层间轮廓对应和物体外表面拟合等问题。在面绘制的基础上，可以利用光照、消隐、明暗处理、纹理映射等很多技术来增强三维物体的真实性。在计算机图形学领域，面绘制算法发展到今天已经相当成熟，并可利用专门的图形加速硬件来缩短绘制过程。面绘制可以有效地绘制三维物体的表面，且计算量相对较小，建立的三维数字模型便于控制和产生形变，但缺乏内部信息的表达。

面绘制算法主要有活动轮廓线法、Marching Cubes 方法、剖分立方体法、移动立方体法等。

（2）体绘制法：在自然环境和计算模型中，许多对象和现象只能用三维数据场表示，对象体不是用几何曲面和曲线表示的三维实体，而是以体素为基本造型单元。例如，人体内部就十分复杂，如果仅用几何表示各器官的表面，不可能完整显示人体的内部信息。体绘制的目的就在于提供一种基于体素的绘制技术，它有别于传统的基于面的绘制技术，能显示出对象体丰富的内部细节（图1-4）。体绘制直接研究光线穿过三维体数据场时的变化，得到最终的绘制结果，所以体绘制也称为直接体绘制。体绘制法是一种为三维数据场显示全局信息的算法，它以体素为基本单元，直接由体数据集生成三维物体的图像，能表示重建体的内部信息，其目的是有效地传递体数据内部的信息。缺点是计算量大，要求较高的硬件配置。体绘制技术的中心思想是为每一个体素指定一个不透明度，并考虑每一个体素对光线的透射、发射和反射作用。光线的透射取决于体素的不透明度；光线的发射则取决于体素的物质度，物质度越大，其发射光越强；光线的反射则取决于体素所在面与入射光的夹角关系。处理过程包括体数据的采样、重构、重采样、组合和绘制等操作。

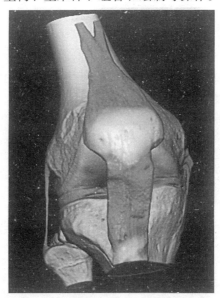

图1-4 基于最大密度投影的体绘制图像（膝关节）

从结果图像质量上讲，体绘制优于面绘制，但从交互性能和算法效率上讲，至少在目前的硬件平台上，面绘制优于体绘制，这是因为面绘制采用传统的图形学绘制算法，现有的交互算法和图形硬件和图形加速技术能充分发挥作用。

体绘制方法提供二维结果图像的生成方法。体绘制按处理对象的不同，可分为对三维空间规则数据场的体绘制和对三维空间不规则数据场的体绘制。主要有光线投影法、最大密度投影（MIP）、抛雪球法、剪切—曲变法、基于硬件的3D纹理映射方法和基于频域的体绘制算法等方法。根据不同的绘制次序，体绘制方法主要分为两类：以图像空间为序的体绘制方法和以物体空间为序的体绘制方法。

　　为了更清楚地显示某些解剖结构的需要，可以将体绘制和面绘制结合起来进行显示。如果应用得当，可取得单一绘制方法所达不到的效果（图1-5）。

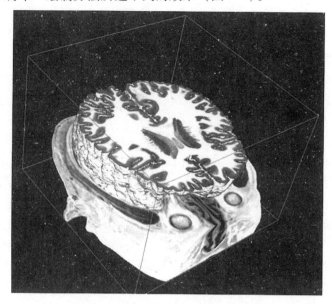

图1-5　图像体绘制和面绘制结合显示

　　体绘制技术相对于面绘制技术来说，最大的优点是能够描述物体的内部结构，能表现更丰富的内部结构信息，但同时也存在一些缺点和问题。

　　1）存储量大：数据体缓存要占据大量的存储空间，延长了数据的加载和计算时间，在一定程度上影响了三维模型的实时操作。如一个分辨率为$512 \times 512 \times 512$的体数据，如果每个体素占1个字节，就需要128 Mb大小的体缓存；如每个体素采用RGB颜色来表示，则需要384 Mb大小的体缓存。

　　2）缺少几何信息：所建的三维模型缺少几何信息，即使是几何定义的对象，一旦体素化后，组成离散对象的体素也将不再保留其任何几何信息，使一些离散光照方法中表面法向量的计算智能近似估算。同时，影响模型后期的可操作性，如模型的形态变化等。

　　3）计算精度受限：在体绘制中，三维场景是以离散化的形式来表示，这就限制了某些运算的准确性，如物体的体积、面积等定量测量智能是近似值，是基于体素的个数来近似计算。

　　4）走样：物体表示的精度取决于离散数据的分辨率，分辨率越高，体素越小，物体的精度就越高，同时存储量和计算量也越大；分辨率越小，数据体的存储量就越小，但重建物体的走样现象就越严重，真实性就越差。

　　（3）混合绘制法：除了面绘制方法和体绘制方法外，还有一些方法既以绘制表面为目标，又采用体绘制原理，或者既以反映数据整体信息为目标，又以几何造型作为显示单元的算法等，这些都不能确切归属哪一类，将这一部分算法归为第三大类，即混合绘制法。

　　混合绘制法分成两种：一种是表面的透明体素绘制法，它是以体绘制的原理来实现对一个或多个表面的绘制；另一种是体数据几何单位投影法，即将由体素集合构成的单位投影转化为几何多边形显示。其中，表面的透明体素绘制法是将所关心的表面提取出来，并赋予其所在的体素相应的光强和不透明度，再运用体绘制方法来实现三维显示。而体数据几何单元投影法常被用于不规则网格体数据的三维显示。

（4）纹理映射：纹理映射是一种无须对细节建模，又能添加细节的技术，是一种将图像粘贴在重建结构表面的技术。通过纹理技术既可以使重建的结构看起来更像实际的解剖结构，增强重建结构的真实感，又能降低数字模型浏览时对软硬件的需求。纹理映射需要两种信息：纹理映射图和纹理坐标。纹理映射图是要粘贴的图像，纹理坐标规定图像的粘贴位置。纹理映射主要有两种主要的纹理描述方法：统计纹理描述方法和句法纹理描述方法。

2. 体数据的多平面重组

在医学成像中，通常是通过连续获取人体某个方向的一系列截面图像（如断层扫描、冷冻断层、组织切面等）来构建三维数据体图像，这个方向称为断层获取方向。将获得的连续断层图像（如 CT、MRI、标本断层等）进行图像预处理、图像配准等操作，将连续断层图像进行归一化处理，使连续断层图像在三维空间中具有各向同性，最好是在 x、y、z 三个方向具有相同的图像解析度，最低限度应是断层图像的 xy 平面具有相同的解析度，并且在 xy 平面上具有相同空间位置关系。经归一化处理后的连续断层图像具有相同的坐标体系，即可将此系列图像看成是一个数据体。通过重采样技术，提取在数字切面上的所有体素，在不同方位、不同位置对数据体进行体素的重采样，并利用插值算法弥补体素经剖切后的差值，重组该方位、该位置的图像像素，从而获得同一例标本的任意方位的断层图像，即为体数据的重组，或虚拟断层。对建立的体数据集进行虚拟断层有利于在不同方位对同一解剖结构进行追踪观察，为解剖学教学和临床辅助诊断与治疗提供更翔实、可靠的形态学资料，为断层解剖学的教学和研究提供更丰富的形态学资源。根据切面生成方向和方式的不同，可将体数据的重组分为正交切面、斜切面和曲线切面三种方式。

（1）虚拟正交切面：如果体数据图像的三维性质是各向同性的，即体数据在空间的三个方向上具有相同的，或已知解析度的分辨率，就可以通过将体数据中的体素进行重组，或通过插值运算计算出体数据中与断层获取方向正交的其他方向上的图像，其正交断层方向通常采用水平位、矢状位和冠状位三个方向。当整个体数据都存储在计算机的存储器中时，用现代计算机技术可以交互地实现多平面重组图像的生成和显示，这种重组可以实时交互性地操作。由冷冻铣切技术获得的部分连续断层图像，经图像配准后形成具有各向同性的数据体，经虚拟重组后可以生成连续的正交矢状位或冠状位连续断层图像（图 1-6、图 1-7）。生成的多平面重组图像可以采用多窗口的形式来显示，也可采用单窗口，并用连续、动态、交互地进行任意位置图像的显示。

（2）斜切面：三维正交虚拟切面是在数据体的基础上，直接获取 xz、yz 平面的图像，其技术实现简单。但人体内的器官、组织的结构复杂，正交断层图像上显示的结构信息不一定是目标结构的最佳显示方位，通常需要获得数据体的斜切位方位的断层图像。斜切位方向上的体素重组不能简单地采用正交方位的重组技术，其定义和标识通常是用标准正交体图像中的结构来标记，并借助多幅图像来确定标记的选择，以防止空间歧义的产生。通常采用两种方法来定义斜切面的取向。一是选择三个标记点来定义一个平面，并调整合适的视角；二是先选两个点定义一个轴，再以此轴线作为法线生成斜切面。随着斜切面与正交轴平面之间的角度、方位的变化，新生成的图像在二维平面上的解析度也不同，在图像生成时需根据斜切的方向和角度来调整新图像的解析度，并通过适当的插值运算来弥补图像的显示质量

（图 1-8）。通常情况下，斜切面图像在解析度、清晰度等方面的效果低于正交断层图像。

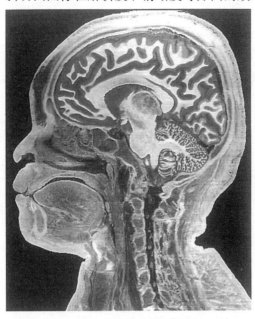

图 1-6 由横断面经重采样后得到的矢状断面

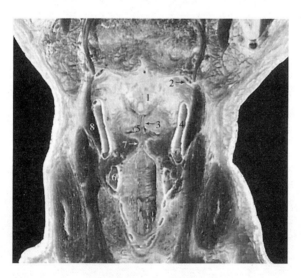

图 1-7 虚拟冠状断层（原始断层为矢状位）

1. 会厌软骨；2. 舌骨；3. 前庭襞；4. 甲状软骨；5. 喉中间腔；6. 环状软骨；7. 声襞；8. 甲状舌骨肌

（3）曲线切面：在人体内，有些器官的结构轮廓往往具有曲线的形态，如血管、食管、内耳、椎管等，为便于获得这些结构的整体形态特征，是不可能在正交平面或斜切面的二维图像上获得，采用曲线切面可在一幅图像上获得不规则器官结构的整体面貌。该技术方法通常应用在临床的辅助诊断中，如血管内的肿瘤。

在任一正交图像平面上根据需要作一条不规则的轨迹曲线，以规定正交图像中的一组像素，其中每个像素确定了体数据中该位置纵深方向上的一行体素，将轨迹线上每一个像素所对应的每行体素作为一个新图像的一行显示，这个新图像就相当于沿该路径的曲面切面结构图像。

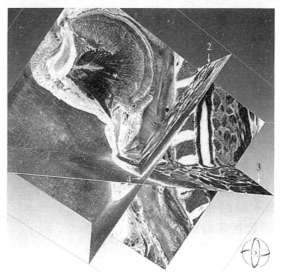

图 1-8　斜冠状位断层的虚拟正交断层与斜切面

1. 虚拟正交矢状断层；2. 原始斜冠状位断层；3. 与声韧带平面平行的虚拟水平断层；4. 虚拟水平断层与原始斜冠状位断层的夹角

3. 多平面重组图像的组合显示

为了更好地在二维平面图像观察人体器官结构的形态、毗邻关系及其空间走向，通常在一幅图像显示多个方位的断层图像，如正交切面的组合显示、正交切面与斜切面的组合显示，选择合适的观察角度，并动态地移动切面的纵深位置（图 1-9）。通过多个虚拟切面的组合显示，一般可准确判断器官结构的形态和空间位置关系，在临床诊断中常用来辅助判断病变的准确位置和大小。

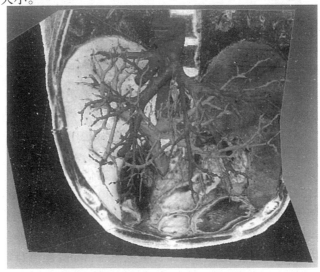

图 1-9　肝内管道与虚拟断层组合显示

（五）虚拟现实仿真

虚拟现实（VR）是一项综合集成技术，是计算机图形学、人机交互技术、传感器技术、人机接口技术以及人工智能技术等交叉与综合的结果，它利用计算机生成逼真的三维视觉、听觉、嗅觉等各种感觉，使用户通过适当装置，自然地对虚拟现实世界进行体验和交互作用。利用虚拟现实技术，计算机可以产生一个三维的、基于感知信息的临场环境，该环境对用户的控制行为做出动态反应，并被用户的行为所控制。虚拟现实技术的主要特征可以概括为：多感知性、沉浸感（临境感）、实时交互性、自主性、集成性。在 Dextrobeam 虚拟现实仿真系统中利用 6D 的手柄和操作笔对建立的数字模型进行虚拟切割、选择性显示与隐藏、指定结构的裁切与切除等操作来模拟实际的解剖学操作，在立体显示环境中有身临其境的感觉，可实现虚拟现实技术的沉浸感和实时交互性，对喉区结构具有较真实的感受，特别是重建结构的空间位置关系展示更为真切。利用 Amira 软件提供的虚拟现实仿真功能对建立的喉区数字模型进行了显示与隐藏、旋转与缩放、指定结构模型的组合显示与透明化等虚拟解剖操作，在立体显示环境中可清楚感受到重建结构的空间立体关系，利用鼠标可对数字模型进行相应的虚拟解剖操作，仿佛是在观察实际的解剖学标本。在虚拟现实仿真系统中具有身临其境的感觉，并能根据观察者的意愿对建立的数字模型进行实时虚拟解剖操作，实现虚拟现实技术中的沉浸感、实时交互性、自主性和集成性。

利用虚拟现实技术可以对建立的数字解剖模型进行虚拟仿真操作、模拟解剖学的标本观察、虚拟解剖操作等，克服了以往传统解剖学教材和图谱的缺点，可以作为传统教材和解剖学图谱非常有力的补充，为临床介入诊断和介入治疗、虚拟内镜、虚拟介入导管、人体放射治疗模拟定位、人体模拟外科手术等后续研究提供了良好的基础，使医生在针对具体患者的手术训练和准确有效的手术方案的制订中更具指导性。

（六）医学图像三维重建与可视化常用软件

数字解剖模型的建立与应用离不开可视化软件的支撑，能建立可视化数字模型的软件很多，常用的商业可视化软件有：Amira、Mimics、3D-Doctor、Simpleware、Vol View、Maya、Rhino 等；免费的可视化软件有：3D-slicer、3D Med 等；可用于医学可视化研究和开发的图形开发库有：VTK、ITK、MITK 等；外科手术的设计与仿真：Dextroscope 系统。

1. Amira

Amira 是 MC/TGS 开发的高级数据可视化系统，目前的最高版本为 4.1。Amira 软件可以展示包括矢量场、标量、多边形、有限元模型、记忆离散点等在内的复杂 3D 数据，拥有高效的多边形浏览、iso-surfacing、任意斜切和裁剪、假染色、体数据漫游、流体可视化、虚拟现实等高级可视化技术。Amira 软件包括基本模块、Amira 开发包、Amira 虚拟现实模块、Amira 分子模块、Amira 网格模块、Amira 大数据模块、Amira 超海量数据模块、Amira 量化模块、ResolveRT 模块和 Skeleton 模块等功能模块，可根据用户的需求选择模块的组合。该软件支持影像数据和彩色断层数据的读取、显示和处理，是目前支持冷冻断层数据较好的可视化软件。

（1）数据输入：多边形模型和有限元数据、标量和向量场、离散数据格式、超大规模的彩色断层图像数据和影像数据。

（2）图像分割：提供阈值分割、区域生长、Snake 等基本分割工具，以及强有力的分割编辑器，对分割区具有多种编辑功能。可在横、冠、矢三个方位进行图像分割。

（3）可视化显示：能以彩色、伪彩色和灰度的色彩方式来显示绘制的结果。可在对象池中调整对象属性来改变显示的内容和显示方式。在 VR 模块中具有沉浸感效果。

（4）数据测量与模型输出：在二维和三维空间状态下可对目标进行数据测量，所建立的几何模型可生成有限元模型。

2. Mimics

Mimics 是比利时 Materialise 公司的产品之一，目前的最高版本为 11.0。Mimics 是对 CT、MRT 图像及 3D 透视图像进行交互式观察及分离的工具，可用于诊疗、手术设计及预演，具有强大的图像分割、三维重建、图像观察、自定义模型和有限元模型生成、快速成型系统，以及手术过程模拟等功能。只支持灰度图像的处理，不支持多通道图像输入。

（1）图像分割：Mimics 可同时定义并处理多个不同的分区及掩模，提供的常用分割工具有阈值分割、区域增长、动态区域增长、容积填充、布尔运算、手工编辑等，可从横、冠、矢三个断层方位进行图像分割，具有较好的可视分割性能。

（2）可视化观察：可用多种方式显示图像，每一种显示方法都附有相应信息。它将窗口分成横、冠、矢三个视图，能快速计算出分割区域的 3D 模型，并在任一窗口显示 3D 图像。

（3）模型的修改与添加：除可利用分割区域建立三维模型外，还可根据参数或交互式建立 CAD 模型，如血管、神经、人工假体等。对建立的模型可进行修饰，减小模型的规模，建立有效的有限元模型和快速成型的几何模型。

3. 3D Med

3D Med 是由中国科学院自动化研究所医学影像室在 MITK 基础上研制开发的三维医学影像处理与分析系统。主要针对医生在数据获取、断面观察、病变组织分割、三维重建、断面重组、软组织分层显示、手术模拟等方面的功能需求，可对二维医学图像数据进行分析和处理，提供具有真实感的三维医学图像，为临床的手术仿真、手术规划与导航等系统的开发提供了基础软件和应用平台。主要的功能包括图像预处理、断面重组、三维体显示、三维面显示、手术模拟、虚拟内镜等。

3D Med 采用相对固定核心模块和动态加载的 Plugings 功能，并利用 Plugings 模式不断地为该系统增加新的功能，是一个较灵活的三维医学影像处理与分析系统。如二维操作、虚拟切割和三维测量等功能是在 3D Med 的核心中实现的，医学影像数据 1/0、医学影像分割、医学影像配准、表面绘制和体绘制等功能则根据需要由 Plugins 动态加载。

4. Dextroscope

Dextroscope 是由 Bracco 集团成员 Volume Interactions 公司研制的虚拟手术仿真系统。该系统提供了虚拟的立体三维成像、多种影像融合和交互式互动虚拟现实环境。Dextroscope 主要针对影像数据，提供图像分割、配准、三维重建与现实、图像融合等功能，特别是其图像融合功能具有较好的可操作性和准确性。提供的 6D 控制器和记录笔使双手对重建的立体影像具有良好的操作性，可为临床外科手术的设计和实施提供术前模拟和演示。

四、数字解剖学的应用示例

（一）虚拟断层解剖

传统意义上的断层影像解剖学，多是在二维断面上研究人体结构的断面配布规律，并为临床断层影像诊断提供形态学指导。随着计算机科学和技术的发展，特别是计算机图形图像学的发展，为临床二维影像的三维化提供了软硬件技术的支持。新一代的临床影像设备，不仅能提供清晰的二维图像，还能提供三维图像，使临床诊治的准确性得到了进一步提高。由于临床需求的牵引和解剖学研究的需要，断层影像解剖学的研究在近 20 年内得到了快速发展。断层技术从厘米级的锯切断层标本，到毫米级的薄层断层标本，目前可以获得微米级的完整人体器官的断面图像，即数控铣切技术。利用数控铣切技术获得的数字化可视人体数据集包含了翔实的人体内部结构数据，其结构的几何分辨率大小受数字化采样的精度控制。单纯的断层技术不能对同一例标本进行多方位切割，只能获得一例标本单一方位的断层资料，难以对人体内复杂的器官结构形成空间立体关系，不易理解断层图像上的解剖结构。利用三维重建和数字化重采样技术可以实时获得同一例人体标本的任意方位的断层图像，为临床超声医学、放射医学的诊断提供翔实的断层解剖学资料。

1. 经食管心脏虚拟超声解剖

（1）目的：在多平面经食管超声心动图（TEE）的基础上，结合心脏的三维可视化图像，有助于熟练掌握正常心脏薄层断面解剖结构和多平面 TEE 图像特征，明确心脏各解剖结构在多平面 TEE 的最佳方位、常用切面，从而缩短 TEE 的检查时间，减少并发症和患者的痛苦。

（2）心脏可视化：选取中国可视化人体胸部连续断层图像，经图像配准、三维重建后，建立心脏部位的体数据，在 Amira 可视化软件中生成三维数据体，并进行任意方位的虚拟断层重采样，重点获取与人体水平位成 0°、45°、90°、135°的连续断层图像，采用连续追踪观察的方法观察心脏内各解剖结构的形态特征及其在不同断层方位的变化规律。利用 Amira 可视化软件的斜切面功能可以生成心脏的数字化断层图像，调整切面的旋转方向和虚拟断层图像位置，可实时、动态地观察心脏各解剖结构的空间动态变化规律（图 1-10）。

将心脏解剖结构进行图像分割后建立心脏各结构的三维面绘制模型，并与心脏的断层图像进行叠加显示，在三维心脏模型的基础上，突出显示心脏各解剖结构的三维空间位置关系。

按常规方法获取患者的 TEE 扫描图像，并与心脏的三维可视化图像进行对比观察。在高精度心脏可视化图像的指导下，可辅助超声科医生快速、准确判断超声切面的位置、深度，对病变部位作出快速、准确的诊断。

（3）临床应用：多平面 TEE 探头在食管内的每一深度最多可获得 180 个切面，缺乏统一的标准切面和与其相对应的薄层断面解剖学资料加以规范，常常需要花费较长的时间加以鉴别分析，阻碍了多平面 TEE 的普及和推广。可视化心脏可围绕食管进行任意角度或方位的斜面和旋转式切割，可显示出经食管任意方位的房间隔解剖结构，为多平面 TEE 提供了一系列能清晰显示房间隔卵圆窝部、上腔静脉部、下腔静脉部及原发孔等重要结构的最佳切面及其相对应的食管深度和方位。

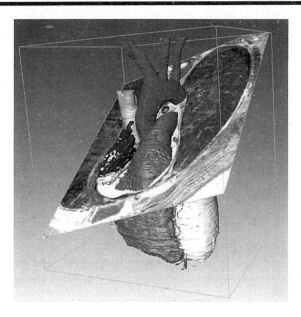

图 1-10　心脏的虚拟断层解剖

对于直径较小的房间隔缺损及静脉窦型房间隔缺损，经胸超声心动图（TTE）检查常不易显示而被漏诊，多平面 TEE 对房间隔的完整显示及诊断房间隔缺损的准确性均高于 TTE，通过了解房间隔的结构和周围关系，对指导房间隔缺损的心脏介入封堵术和外科手术治疗均有重要意义。

心脏的虚拟断层解剖显示：在食管中下段 0°和 45°方位左右的四腔心切面、双心房切面、135°方位左右的卵圆窝切面可清晰地显示原发孔缺损和继发孔缺损的大小和位置；在 90°左右方位的上、下腔静脉入口切面可显示房间隔静脉窦型缺损和上、下腔静脉的关系，是诊断静脉窦型房间隔缺损的重要方位和切面。该研究结果为临床多平面 TEE 诊断房间隔缺损提供了详细的扫描指导。

2. 喉区虚拟断层影像解剖

喉的结构细小而复杂，常规的断层解剖学标本难以充分展示喉区结构的形态变化规律，无法满足临床上新型 CT、MRI 和超声技术发展的需求。结合数字化虚拟断层解剖技术可为临床提供翔实的断层解剖学资料。

（1）喉区解剖结构的数字化虚拟断层：选取颈部数字化连续断层图像，层厚为 0.2 mm，图像解析度为 0.12 mm×0.12 mm，将连续数据导入 Amira 可视化软件中，利用正交虚拟断层生成横、冠、矢三个方位的连续断层图像，利用斜切面功能动态生成任意方位、任意位置的斜切面。采用连续追踪的方法实时观察喉区内细小解剖结构在各断层方位的形态特征、位置毗邻，及其变化规律。

（2）临床应用：经数字化虚拟断层方法获得的喉区断层图像的解析度高于 0.2 mm×0.2 mm，能清晰显示喉内细小的解剖结构，有助于临床医生对喉内结构及其周围结构的识别和知识获取，为临床诊断和喉区手术方案的设计提供翔实的形态学资料。

喉区最常用的横断层方位是与声带平行，与气管纵轴垂直的水平断面。因该层面方位能最大限度地在一个层面上完整显示出真假声带的形态特征。冠状位则选择与水平断层垂直的方位，矢状面则与冠状面垂直。

在会厌谷的水平断面上可清楚观察会厌软骨的情况，该处是会厌软骨在水平层面相对较宽的部位，其间的会厌孔较集中。在平杓间切迹的层面上是观察小角软骨和楔状软骨的最佳层面，该层面同时平对甲状软骨的上切迹，同时梨状隐窝和会厌前间隙也有较好的表现。前庭韧带、声带在相应层面上均有理想的表现。在完整显示声带时，同时也是环杓关节和前联合的最佳显示层面。甲杓肌、声带肌及其间的分界区在声门裂层面清晰可见，是观察声带肌的理想层面，甲杓肌和声带肌形成两块独立的肌肉，但在 MRI 上却不容易区分。

在喉前部的冠状层面上能较完整地显示出会厌前间隙与上、下、左、右结构之间的关系，喉中部的冠状层面上前庭襞、声襞、喉中间腔等结构能得到最佳显示效果。在同一个冠状层面能展示出环杓关节和环甲关节，同时该层面能较好地显示出梨状隐窝和会厌谷。在杓尖切迹的冠状位上可清晰地显示出小角软骨、甲状腺上动脉、梨状隐窝、会厌等结构。

在正中矢状层面上能完整显示出喉腔的全貌，会厌软骨、会厌前间隙、声韧带、喉室、环杓关节、环甲关节等结构均能在矢状位图像清晰、完整地显示。

（二）虚拟系统解剖

医学图像三维可视化可提供人体组织、器官的三维信息，可辅助医生对病变体及其周围组织进行分析，提高医疗诊断的准确性与科学性，有利于制订最优的治疗方案及放射手术规划，并可进行手术模拟，在解剖学教学及医学研究中具有重要意义。

随着三维可视化技术的发展，将会促使数字解剖学标本的建模、三维显示、虚拟现实仿真方面的进一步发展，实现更具真实材质感的数字解剖学标本。下面以喉数字解剖模型的建立与虚拟解剖为例，介绍数字化系统解剖学的应用。

1. 数据获取

从第 2 例中国数字化可视人体（CVH）数据集中选取下颌角至甲状腺最低点之间的水平连续断层，共计 244 层，利用图像上的配准标记点进行配准，并将背景在 Photoshop 软件中填充为纯黑色。按 0.5 mm 等间距提取预处理后的连续断层图像，共计 191 层。

2. 图像分割

将断层图像导入 Photoshop 软件中，并设置为背景图层。建立欲分割结构的灰度表，为每个分割结构指定一个固定的 RGB 分量值，每个分量值都等于制订的灰度值。用磁性套索或多边性选择工具选取感兴趣的结构，如甲状软骨、左侧杓状软骨等，选取指定的颜色值，在羽化参数为 0 和消除锯齿参数为否的前提下将选择区域填充为指定的颜色。每一个分割结构均独占一个图层，对相同的处理步骤建立动作，并应用于未分割的断层图像。进行嵌套结构的分割时，将内部结构的图层置于外部结构的上方。对于相邻结构的分割则充分利用选择区的增加、相减等功能。

分割完成后，利用动作统一去除背景图层，合并所有图层，将 Photoshop 的数据格式转换为无损压缩的 PNG 数据格式，建立只有分割数据的数据集。

3. 体绘制模型的建立与可视化

将分割数据导入 Dextrobeam 虚拟仿真手术平台上，利用最大密度投影算法建立喉区各分割结构的体绘制模型，在立体投影环境下，利用虚拟仿真设备进行模型的显示、隐藏、半透明、放大、缩小、切割等操作，实现喉区解剖标本的实时三维立体观察与仿真（图 1-11）。

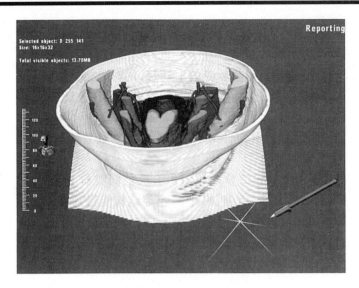

图 1-11　喉区体绘制模型前上面观

4. 面绘制模型的建立与可视化

将上述建立的喉区分割数据集导入 Amira 4.1 可视化软件中，选择对象的 Labelling/LabelField 功能进入分割界面，在 Selecting 菜单中选择 Threshold 进行阈值分割，将最大阈值和最小阈值设置为一个指定分割结构的阈值，分割完成后返回对象池。选择对象池中分割对象的 SurfaceGen 生成三维模型并显示。在 Amira 4.1 三维可视化软件中，对建立的模型进行旋转、切割、显示、隐藏、放大、缩小等虚拟操作，可清楚观察到喉区结构的三维空间形态及其毗邻关系（图 1-12）。

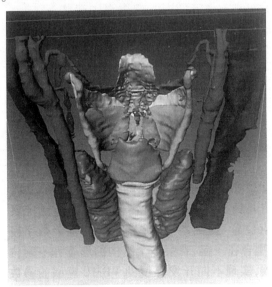

图 1-12　喉区数字模型（后面观）

在虚拟断层展示时难以观察到完整的三维形态，将重建的三维面绘制模型与体素模型的虚拟断层组合显示可清楚地观察到完整数字模型与断层数据的形态及其空间毗邻关系

（图 1-13），有利于断层结构的认识。

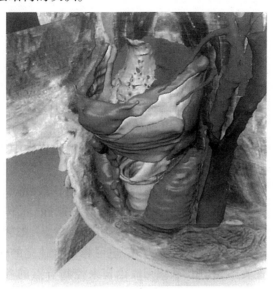

图 1-13 正交断面与重建模型组合显示（左前面观）

在 Amira 4.1 软件的主菜单上选择 VR/3dscreen. cfg 功能，通过主动式立体眼镜（需提供虚拟现实硬件设备）即可观察虚拟的喉的三维模型，通过旋转、缩放、显示与隐藏等操作可仿真喉标本的解剖观察，具有一定的真实感。

（徐振宇）

第二章

X 线成像技术

第一节　传统 X 线成像

一、X 射线的产生和特性

（一）X 射线的产生

X 射线是真空管内高速行进的电子流轰击钨靶时产生的。为此，X 射线发生装置主要包括 X 射线管、变压器和操作台。

X 射线管为一高真空的二极管，杯状的阴极内装有灯丝，阳极由呈斜面的钨靶和附属散热装置组成。变压器包括降压变压器，向 X 射线管灯丝提供电源，一般电压在 12 V 以下；升压变压器向 X 射线管两极提供高压电，需要 40 ~ 150 kV。操作台主要为调节电压、电流和曝光时间而设置的电压表、电流表、计时计和调节旋钮等。在 X 射线管、变压器和操作台之间以电缆相连。

X 射线的发生过程是向 X 射线管灯丝供电、加热，在阴极附近产生自由电子，当向 X 射线管两极提供高压电时，阴极与阳极间的电势差陡增，电子以高速由阴极向阳极行进，轰击阳极钨靶而发生能量转换，其中 1% 以下的能量转换为 X 射线，99% 以上转换为热能。X 射线主要由 X 射线管窗口发射，热能由散热设施散发。

（二）X 射线的特性

X 射线属于电磁波。波长范围为 0.000 6 ~ 50 nm。用于 X 射线成像的波长为 0.008 ~ 0.031 nm（相当于 40 ~ 150 kV 时）。在电磁辐射谱中，居 γ 射线与紫外线之间，比可见光的波长短，肉眼看不见。此外，X 射线还具有以下几方面与 X 射线成像和 X 射线检查相关的特性。

1. 穿透性

X 射线波长短，具有强穿透力，能穿透可见光不能穿透的物体，在穿透过程中有一定程度的吸收即衰减。X 射线的穿透力与 X 射线管电压密切相关，电压越高，所产生的 X 射线波长越短，穿透力也越强；反之，其穿透力越弱。X 射线穿透物体的程度与物体的密度和厚度相关。密度高、厚度大的物体吸收得多，通过得少。X 射线穿透性是 X 射线成像的基础。

2. 荧光效应

X 射线能激发荧光物质，如硫化锌镉及钨酸钙等，使波长短的 X 射线转换成波长长的可见荧光，这种转换称为荧光效应。荧光效应是进行透视检查的基础。

3. 感光效应

涂有溴化银的胶片，经 X 射线照射后，感光而产生潜影，经显影、定影处理，感光的溴化银中的银离子（Ag^+）被还原成金属银（Ag），并沉积于胶片的胶膜内。此金属银的微粒，在胶片上呈黑色。而未感光的溴化银，在定影过程中，从 X 射线胶片上被清除，因而显出胶片片基的透明本色。依金属银沉积的多少，便产生了从黑至白不同灰度的影像。所以，感光效应是 X 射线摄影的基础。

4. 电离效应

X 射线通过任何物质都可产生电离效应。空气的电离程度与空气所吸收 X 射线的量成正比，因而通过测量空气电离的程度可测 X 射线的量。X 射线射入人体，也产生电离效应，可引起生物学方面的改变，即生物效应，是放疗的基础，也是进行 X 射线检查时需要注意防护的原因。

二、X 线成像基本原理

X 射线之所以能使人体组织结构在荧屏上或胶片上形成影像，一方面是基于 X 射线的穿透性、荧光效应和感光效应；另一方面是基于人体组织结构之间有密度和厚度的差别。当 X 射线透过人体不同组织结构时，被吸收的程度不同，所以到达荧屏或胶片上的 X 射线量即有差异。这样，在荧屏或 X 射线片上就形成明暗或黑白对比不同的影像。

因此，X 射线图像的形成是基于以下 3 个基本条件：第一，X 射线具有一定的穿透力，能穿透人体的组织结构；第二，被穿透的组织结构存在着密度和厚度的差异，X 射线在穿透过程中被吸收的量不同，以致剩余下来的 X 射线量有差别；第三，这个有差别的剩余 X 射线是不可见的，经过显像过程，例如，用 X 线片显示就能获得具有黑白对比、层次差异的 X 射线图像。

人体组织结构由不同元素组成，依各种组织单位体积内各元素量总和的大小而有不同的密度。人体组织结构根据密度不同可归纳为 3 类：属于高密度的有骨组织和钙化灶等，中等密度的有软骨、肌肉、神经、实质器官、结缔组织和体液等，低密度的有脂肪组织，以及有气体存在的呼吸道、胃肠道、鼻旁窦和乳突气房等。

当强度均匀的 X 射线穿透厚度相等、密度不同的组织结构时，由于吸收程度不同，故在 X 线片上（或荧屏上）显出具有黑白（或明暗）对比、层次差异的 X 射线图像。例如，胸部的肋骨密度高，对 X 射线吸收多，照片上呈白影；肺部含气体，密度低，X 射线吸收少，照片上呈黑影；纵隔为软组织，密度为中等，对 X 射线吸收也是中等，照片上呈灰影。

病变可使人体组织密度发生改变。例如，肺结核病变可在低密度的肺组织内产生中等密度的纤维化改变和高密度的钙化灶，在胸片上，于肺的黑影背景上出现代表病变的灰影和白影。因此，组织密度不同的病变可产生相应的病理 X 射线影像。

人体组织结构和器官形态不同，厚度也不一样。厚的部分，吸收 X 射线多，透过的 X 射线少，薄的部分则相反，于是在 X 线片和荧屏上显示出黑白对比和明暗差别的影像。所以，X 线成像与组织结构和器官厚度也有关。

由此可见，组织结构和器官的密度及厚度的差别，是产生影像对比的基础，是 X 线成像的基本条件。

三、X 线成像设备

X 射线机包括 X 射线管及支架、变压器、操作台和检查床等基本部件。影像增强电视系统（IITV）已成为 X 射线机主要部件之一。为了保证 X 射线摄影质量，X 射线机在摄影技术参数的选择、摄影位置的校正方面，多已是计算机化、数字化、自动化。为适应影像检查的需要，除通用型 X 射线机外，还有适用于心血管、胃肠道、泌尿系统、乳腺及介入技术、儿科、手术室等专用的 X 射线机。

四、X 射线图像特点

X 射线图像是由从黑到白不同灰度的影像组成，是灰阶图像。这些不同灰度的影像是以光学密度反映人体组织结构的解剖及病理状态。

应当指出，人体组织结构的密度与 X 射线图像上的密度是两个不同的概念。前者是指人体组织中单位体积内物质的质量，而后者则指 X 射线图像上所显示影像的黑白。物质的密度与其本身的比重成正比，物质的密度高，比重大，吸收的 X 射线量多，影像在图像上呈白影；反之，物质的密度低，比重小，吸收的 X 射线量少，影像在图像上呈黑影。因此，图像上的白影与黑影，虽然也与物体的厚度有关，但主要是反映物质密度的高低。在工作中，通常用密度的高与低表述影像的白与黑。例如，用高密度、中等密度和低密度分别表述白影、灰影和黑影，并表示物质密度的高低。人体组织密度发生改变时，则用密度增高或密度减低来表述影像的白影与黑影。

还应指出，X 射线图像是 X 射线束穿透某一部位的不同密度和厚度组织结构后的投影总和，是该穿透路径上各个结构影像相互叠加在一起的影像。例如，正位 X 射线投影中，既有前部，又有中部和后部的组织结构。X 射线束是从 X 射线管向人体做锥形投射的，因此，X 射线影像有一定程度的放大和使被照体原来的形状失真，并产生伴影。伴影使 X 射线影像的清晰度减低。

五、X 射线检查技术

如前所述，人体组织结构的密度不同，这种组织结构密度上的差别，是产生 X 射线影像对比的基础，称为自然对比。对于缺乏自然对比的组织或器官，可人为地引入一定量的在密度上高于或低于它的物质，使之产生对比，称为人工对比。自然对比和人工对比是 X 射线检查的基础。

（一）普通检查

普通检查包括荧光透视和 X 射线摄影。

1. 荧光透视

简称透视。采用影像增强电视系统，影像亮度强，效果好。透视可转动患者体位，改变方向进行观察；可了解器官的动态变化，如心脏及大血管搏动、膈运动及胃肠蠕动等；操作方便；费用低；可立即得出结论。现多用于胃肠道钡剂检查。但透视的影像对比度及清晰度较差，难以观察密度差别小的病变，以及密度与厚度较大的部位，如头颅、脊柱、骨盆等。缺乏客观记录也是一个缺点。

2. X 射线摄影

对比度及清晰度均较好，不难使密度、厚度较大的部位或密度差别较小的病变显影。常需做互相垂直的两个方位摄影，如正位及侧位。

（二）特殊检查

特殊检查有软线摄影、体层摄影、放大摄影和荧光摄影等。自应用计算机 X 射线断层扫描（CT）等现代成像技术以来，只有软线摄影还在应用，介绍如下。

软线摄影采用能发射软 X 射线，即长波长（平均波长为 0.07 nm）的钼靶 X 射线管球，常用电压为 22～35 kV，用以检查软组织，主要是乳腺。为了提高图像的分辨力，以便查出微小癌，软线摄影装备及技术有很多改进，包括乳腺钼靶体层摄影、数字乳腺摄影、乳腺数字减影血管造影，并开展立体定位和立体定位针刺活检等。

（三）造影检查

对缺乏自然对比的结构或器官，可将密度高于或低于该结构或器官的物质引入器官内或其周围间隙，使之产生对比以显影，此即造影检查。引入的物质称为对比剂也称为造影剂。造影检查的应用，扩大了 X 射线检查的范围。

1. 对比剂

按影像密度高低分为高密度对比剂和低密度对比剂两类。高密度对比剂为原子序数高、比重大的物质，有钡剂和碘剂。低密度对比剂为气体，已少用。

钡剂为医用硫酸钡粉末，加水和胶配成不同浓度的钡混悬液。主要用于食管及胃肠造影。

碘剂分有机碘和无机碘制剂两类，后者基本不用。

将有机水溶性碘对比剂直接注入动脉或静脉可显示血管，用于血管造影和血管内介入技术，经肾排出，可显示肾盂及尿路，还可做 CT 增强检查等。

水溶性碘对比剂分两型：①离子型，如泛影葡胺；②非离子型，如碘海醇（碘苯六醇）、碘普罗胺和碘帕醇等。离子型对比剂具有高渗性，可引起不良反应。非离子型对比剂具有相对低渗性、低黏度、低毒性等优点，减少了不良反应，适用于血管造影及 CT 增强扫描。

2. 造影方法

有以下两种方法：①直接引入，包括口服，如食管及胃肠钡餐检查，灌注，如钡剂灌肠、逆行尿路造影及子宫输卵管造影等，穿刺注入或经导管直接注入器官或组织内，如心血管造影和脊髓造影等；②间接引入，经静脉注入后，对比剂经肾排入泌尿道内，而行尿路造影。

3. 检查前准备及造影反应的处理

各种造影检查都有相应的检查前准备和注意事项，必须认真准备，以保证检查满意和患者的安全。应备好抢救药品和器械，以备急需。

在对比剂中，钡剂较安全。造影反应中，以碘对比剂过敏较为常见，偶尔较严重。用碘对比剂时，要注意：①了解患者有无用碘剂禁忌证，如严重心、肾疾病，甲状腺功能亢进（简称甲亢）和过敏体质等；②做好解释工作，争取患者合作；③碘剂过敏试验，如阳性，不宜造影检查，但应指出，过敏试验阴性者也可发生反应，因此，应有抢救过敏反应的准备与能力；④严重反应包括周围循环衰竭和心脏停搏、惊厥、喉头水肿和哮喘发作等，应立即终止造影并进行抗休克、抗过敏和对症治疗。呼吸困难应给氧，周围循环衰竭应注射去甲肾上腺素，心脏停搏则须立即进行体外心脏按压。

（四）X 射线检查方法的选用原则

X 射线检查方法的选用，应该在了解各种 X 射线检查方法的适应证、禁忌证和优缺点的基础上根据临床初步诊断和诊断需要来决定。应当选择安全、简便而又经济的方法。因此，应首先用普通检查，再考虑造影检查。但也非绝对，例如，胃肠检查首先就要选用钡剂造影。有时两三种检查方法都是必需的。对于可能发生反应和有一定危险的检查方法，选择时更应严格掌握适应证，不可滥用，以免给患者带来损失。

六、X 射线诊断的临床应用

X 射线诊断用于临床已超过百年。尽管现代影像技术，例如，CT 和磁共振成像（MRI）等对疾病诊断显示出很大的优越性，但并不能取代 X 射线检查。一些部位，如胃肠道，仍主要使用 X 射线检查。骨骼系统和胸部也多是首先应用 X 射线检查。脑与脊髓、肝、胆、胰等的检查则主要靠现代影像学，而 X 射线检查作用小。由于 X 射线具有成像清晰、经济、简便等优点，因此，X 射线诊断仍是影像诊断中使用最多和最基本的方法。

七、X 射线检查中的防护

X 射线检查应用很广，因此，应该重视 X 射线检查中患者和工作人员的防护问题。

X 射线照射人体会产生一定的生物效应。若接触的 X 射线量超过容许辐射量，就可能产生放射反应，甚至放射损害。但是，如 X 射线量在容许范围内，则少有影响。因此，不应对 X 射线检查产生疑虑或恐惧，而应重视防护，如控制 X 射线检查中的辐射量并采取有效的防护措施，合理使用 X 射线检查，避免不必要的 X 射线辐射，以保护患者和工作人员的健康。

由于 X 射线设备的改进，高千伏技术、影像增强技术、高速增感屏和快速 X 射线感光胶片的使用，故 X 射线辐射量已显著减少，放射损害的可能性也越来越小。但是仍应注意，尤其应重视对孕妇、小儿患者和长期接触射线的工作人员，特别是介入放射学工作者的防护。

放射防护的方法和措施有以下几个方面。

1. 技术方面

可以采取屏蔽防护和距离防护原则。前者使用原子序数较高的物质，可用铅或含铅的物质，作为屏障以吸收掉不必要的 X 射线，如通常采用的 X 射线管壳、遮光筒和光圈、滤过板、荧屏后的铅玻璃、铅屏、铅橡皮围裙、铅橡皮手套和墙壁等。后者利用 X 射线量与距离平方成反比这一原理，通过增加 X 射线源与人体间距离以减少辐射量，是最简易有效的防护措施。

2. 患者方面

应选择恰当的 X 射线检查方法，每次检查的照射次数不宜过多，除诊治需要外不宜在短期内做多次重复检查。在投照时，应当注意照射范围及照射条件。对照射野相邻的性腺，应用铅橡皮加以遮盖。

3. 放射线工作者方面

应遵照国家有关放射防护卫生标准的规定制订必要的防护措施，正确进行 X 射线检查的操作，认真执行保健条例，定期监测放射线工作者所接受的剂量。直接透视时，要戴铅橡皮围裙和铅橡皮手套，并利用距离防护原则，加强自我防护。在行介入放射技术操作中，应避免不必要的 X 射线透视与摄影，应采用数字减影血管造影设备、超声和 CT 等进行监视。

（陈初阳）

第二节　数字 X 线成像

普通 X 线成像，其摄影是模拟成像，是以胶片为介质对图像信息进行采集、显示、存储和传送。X 射线摄影的缺点是摄影技术条件要求严格，曝光宽容度小；照片上影像的灰度固定不可调节；而且图像不可能十分清晰地显示各种密度不同的组织与结构，密度分辨力低；在照片的利用与管理上也有诸多不便。为此，将普通 X 线成像改变为数字 X 线成像（DR）非常必要。

一、数字 X 线成像基本原理与设备

数字 X 线成像（DR）是将普通 X 射线摄影装置或透视装置同电子计算机相结合，使 X 射线信息由模拟信息转换为数字信息，而得到数字图像的成像技术。数字 X 线成像依其结构上的差别可分为计算机 X 线成像（CR）、数字 X 线荧光成像（DF）和平板探测器数字 X 线成像。分别简介如下。

（一）计算机 X 线成像

计算机 X 线成像（CR）是以影像板（IP）代替 X 射线胶片作为介质。IP 上的影像信息要经过读取、图像处理和显示等步骤，才能显示出数字图像。

IP 是由含有微量元素铕［Eu^{2+} 的钡氟溴（或氯、碘）］化合物结晶（BaFX：Eu^{2+}，X ＝ Cl、Br、I)制成，透过人体的 X 射线，使 IP 感觉，在影像介质（IF）上形成潜影。用激光扫描系统读取，IP 上由激光激发出的辉尽性荧光，经光电倍增管转换成电信号，再由模拟/数字转换器转换成数字影像信息。数字影像信息经图像处理系统处理，可在一定范围内调节图像。图像处理主要包括：①灰阶处理，使数字信号转换成黑白影像，并在人眼能辨别的范围内选择合适的灰阶，以达到最佳的视觉效果，以利于观察不同的组织结构；②窗位处理，使一定灰阶范围内的组织结构，依其对 X 射线吸收率的差别，得到最佳的显示，可提高影像质量；③X 射线吸收率减影处理，以消除某些组织的影像，达到减影目的；④数字减影血管造影（DSA）处理，得到数字减影血管造影图像。

数字信息经数字/模拟转换器转换，于荧屏上显示出人眼可见的灰阶图像，还可摄照在胶片上或用磁带、磁盘和光盘保存。

CR 的设备，除 X 射线机外，主要由 IP、图像读取、图像处理、图像记录、存储和显示装置及控制用的计算机等组成。

CR 与普通 X 线成像比较，重要的改进是实现了数字 X 线成像。优点是提高了图像密度分辨力与显示能力；图像处理，增加了信息的显示功能；降低了 X 射线曝光量；曝光宽容度加大；既可摄成照片，还可用磁盘或光盘存储；并可将数字信息转入 PACS 中。

但是 CR 成像速度慢，整个过程所需时间以分钟计；无透视功能；图像质量仍不够满意。其发展前景差，将由平板探测器数字 X 线成像所代替。

（二）数字 X 线荧光成像

数字 X 线荧光成像（DF）是用 IITV 代替 X 射线胶片或 CR 的 IP 作为介质。

影像增强电视系统荧屏上的图像用高分辨力摄像管行序列扫描，把所得的连续视频信号转为间断的各自独立的信息，形成像素，复经模拟/数字转换器将每个像素转成数字，并按序列排成数字矩阵。这样 IITV 上的图像就被像素化和数字化了。当前已经用电荷锅台器代替摄像管采集 IITV 的光信号。数字矩阵为 512 mm×512 mm 或 1 024 mm×1 024 mm。像素越小、越多，图像越清楚。DF 光电转换较快，成像时间短，图像较好。有透视功能，最早应用于 DSA 和 DR 胃肠机。

DF 与 CR 都是将模拟的 X 射线信息转换成数字信息，但采集方式不同，CR 用 IP，DF 用 IITV，在图像显示、存储及后处理方面基本相同。

DF 与 CR 都是先将 X 射线转换成可见光，再转成电信号，由于有经摄像管或激光扫描转换成可见光再行光电转换的过程，信号损失较多。所以图像不如平板探测器数字 X 线成像那样清晰。为了区别，将 CR 及 DF 称为间接数字 X 线成像（IDR），而将平板探测器数字 X 线成像称为直接数字 X 线成像（DDR）。

（三）平板探测器数字 X 线成像

用平板探测器将 X 射线信息转换成电信号，再行数字化，整个转换过程都在平板探测器内完成。不像 DF 或 CR，没有经摄像管或激光扫描的过程，所以 X 射线信息损失少，噪声小，图像质量好。更因成像时间短，可用于透视和实行时间减影的 DSA，扩大了 X 射线检查的范围。

可用于实际的平板探测器为无定型硅碘化钝平板探测器，是在玻璃板底基上固定有低噪声的半导体材料制成的无定型硅阵列部件，其表面覆有针状碘化铯闪烁晶体。在平板探测器内，X 射线信号转换成的光信号经硅阵列及光电电路转换成电信号，再转换成数字信号。

另一种平板探测器是在无定型硅表面覆以光电导体的硒层，使 X 射线信号直接转换为电信号。但其转换率不高，硅材料不够稳定，不能行快速采集。此外，还有直线阵列氙微电离室组成探测器作为介质的。

平板探测器数字 X 线成像图像质量好、成像快，是今后发展的方向。

二、数字 X 线成像的临床应用

CR、DF 与 DDR 都是数字 X 线成像，都有数字成像的共同优点，同普通 X 线成像比较，有明显的优势。

数字图像质量与所含的影像信息量可与普通 X 线成像媲美：图像处理系统可调节对比，故能得到最佳的视觉效果；摄照条件的宽容范围较大；患者接受的 X 射线量较少；图像信息可摄成照片或由磁盘或光盘储存；可输入 PACS 中。此外，还可行体层成像和减影处理。

数字图像与普通 X 射线图像都是所摄部位总体的叠加影像，普通 X 射线能摄照的部位也都可行数字成像，对图像的解读与诊断也与传统的 X 射线图像相同。只不过数字图像是由一定数目（比如 1 024 mm×1 024 mm）的像素所组成，而普通 X 射线图像是由银颗粒所组成。数字成像对骨结构及软组织的显示优于普通 X 线成像，还可行矿物盐含量的定量分析。对肺结节性病变的检出率也高于普通 X 线成像。数字胃肠双对比造影在显示胃小区、微小病变及肠黏膜皱襞方面也优于普通的 X 线成像。

从图像质量、成像速度、摄照条件的宽容度和照射剂量等方面对 CR、DF 及 DDR 进行比较，CR 图像质量差，成像时间长，工作效率低，不能做透视；DF 成像时间短，可行透视，多用于血管造影、DSA 和胃肠造影，其缺点是 DF 设备不能与普通的 X 射线装置兼容；而 DDR 则有明显的优势，只是目前其价格较为昂贵。

（邵小慧）

第三章

CT 成像技术

第一节　CT 体层成像的概念

电子计算机 X 线体层摄影简称 CT，1969 年由英国科学家 Hounsfield 等发明，它通过对扇形 X 线束照射人体组织器官后剩余 X 线的检测，经计算机处理可获得人体体层重组图像。虽然 CT 仍以密度变化和脏器形态变化为诊断根据，但密度分辨率已远超过 X 线平片，CT机可分辨人体组织 1/2 000 的密度差别，可将骨骼、软组织、血液、液化坏死组织、水、脂肪及气体明确分开，病变的形态学显示也因体层摄影而更加全面、准确。CT 通过造影增强扫描可推断病变性质及血供情况。CT 检查安全、迅速、简便且无痛苦，大大提高了对各种疾病的早期检测能力和诊断准确性，对肿瘤、炎症、外伤、先天畸形及其他许多病变均有良好的诊断效果。CT 还具有无影像重叠、密度分辨率高、解剖关系清楚等优点，从而使 X 线诊断进入了计算机分层影像诊断的快速发展新阶段。Hounsfield 因此获得了 1979 年诺贝尔医学奖。当前，CT 已经实现了亚秒快速容积扫描和三维立体重组显示。

如本书所述，数字化的 X 线图像在计算机内是以数学矩阵的形式进行处理的，CT 图像也是数字化图像，是由一定大小的数学矩阵代表的像素组合而成。CT 规定每个像素数字的大小即为该像素所代表的组织的 CT 值大小，它反映组织密度的高低，用 Hounsfield 单位（HU）表示，规定水的 CT 值为 0，牙釉质及骨皮质的 CT 值为 1 000（CT 值上限），空气的CT 值为 –1 000，这样就构成了 2 000 个 CT 值的变化范围，也代表了 CT 机卓越的密度分辨能力，它大大超过了普通 X 线摄影。值得注意的是，图像的像素一般最多为 512×512；而被扫描组织的范围大小不等，因此扫描视野越大，每个像素所代表的组织就越大，其空间分辨能力就下降，一般 CT 的空间分辨率较普通 X 线平片低。

（高　洁）

第二节　CT 体层扫描成像的原理

那么 CT 图像中每个像素大小是如何获得的呢？它是用高度准直的 X 线窄束围绕身体某一部位（某一层面）做一次连续的曝光和扫描（图 3-1），其对侧高度灵敏的检测器将记录X 线通过人体后衰减的剩余 X 线量，大量的 X 线光子成为光电倍增信号而转化成数字模拟信号被输入到计算机进行复杂的运算处理，即可获得该体层层面上的各像素点的 X 线衰减数值，这些数值就是 CT 值，构成数字矩阵，再由显示器将不同的数据用不同的灰度等级显示出来，就形成了人体体层解剖图像。

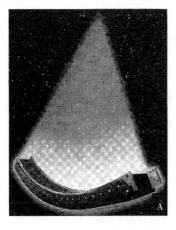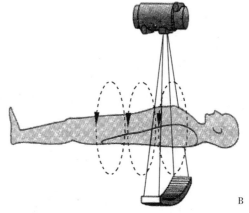

图 3-1　CT 的成像原理

A. CT 中的 X 线束是扇形的；B. 由 X 线管发出的扇形 X 线束围绕人体旋转进行连续 X 线曝光。X 线照射人体以后，剩余的 X 线将投射到对侧弧形的接收检测器进行光子接收、能量转换和电信号输出，通过计算机的运算就可以获得人体组织的吸收系数

如图 3-2 所示，将一个正方形分为四分隔，分别为 A、B、C、D，4 个方格代表的组织的 CT 值数字如何求得？根据 X 线从一侧方向上对正方形 ABCD 进行照射，可以获得 X 线通过该物体后的剩余数值，假设射线从某一个方向（从左到右）投照，在对侧可以测量得到相同的剩余 X 线，即 X 线穿过 AB 和穿过 CD 有相同量的 X 线被吸收，即 $A + B = C + D = 7$。但是，这并不能说明 A、B、C、D 各自的 4 个数值是相同的。也就是说可以知道该物体对 X 线的吸收值。如果该物体内部由不同成分组成或者探测器的分辨率大于该物体，就可以使物体不同部分吸收系数的不同显示于探测器上；相同一排的 2 个或多个单元的数值仍然可能不同，单从一个方向上的 X 线照射是不能分别测得 X 线穿过相同一排的 2 个或多个单元的具体吸收系数（CT 值）的。

换一种方式，如果在不同方向上分别、多次地投照这个物体后，X 线穿过的单元各不相同，还可以得出不同的数值，即至少可以再得出 3 个算术等式（如测量得出 $A + C = 6$，$B + D = 8$，$A + D = 5$），加上原来的 2 个等式，将形成 5 个或以上的数学方程式，所列出来的等式如图 3-2 所示，将这 5 个方程式进行数学解方程运算，就可以得到 4 个方格单元 A、B、C、D 各自的数值分别为 2、5、4、3。这个过程实际是通过数学方式求到了 X 线所穿过的平面中不同空间部位的组织的 X 线吸收数值，也就是密度值或 CT 值。通过这样的方法，X 线围绕 A、B、C、D 旋转照射，借助计算机的数学运算，结果可以得到 A、B、C、D 分别的数值，这是很伟大的数学发现。

基于以上原理，科学家进一步研究推断，可以将 X 线管围绕人体进行旋转投射，从而得到人体内部不同空间位置上的组织的密度值。当然人体组织需要被模拟分隔成为 64×64 个或者更多的（如 256×256 个）组织小块，要被不同方向上的射线重复投照很多次，最终才能测算出每个小块组织（体素）的密度值。这里，设备中需要长时间产生 X 线的大热容量 X 线管和高灵敏度的探测器，还要借助强大的计算机来处理数据，这些都是在现代计算机技术高度发达之后才实现的。

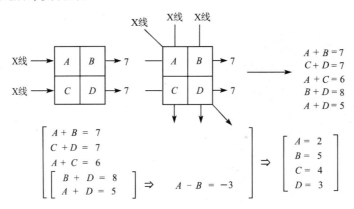

图 3-2　整体与分次投射示意图

整体中的小块组织，一次投射只能获得整体重叠的数值，在多次 X
线投射之后，就可以获得投射路径上各小块组织的各自数值

　　再进一步，根据这些数值形成的亮暗差别转换成灰阶图像，就可以形成 CT 图像。示意图中的方格单元只有 4 个，如果增加到 40 个、400 个，则测算的计算量将非常大。但是，在这个原理基础上通过运算，的确可以做到薄层 X 线照射人体某个断面之后获得人体截断面内部的解剖信息并细致地显示出来。Hounsfield 当年设计的第一代 CT 机就是在一个方向上并行投射多次，然后旋转一定角度再重复前面多次投照的过程，这样反复进行才最终重组出图像（图 3-3）。

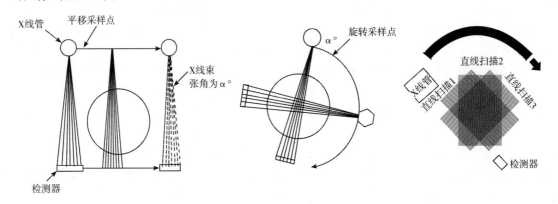

图 3-3　Hounsfield 的平行多次扫描进行断面图像重组的设计图

　　一台 CT 机其实是由高度精密的多个独立部分组成的。扫描装置包括 X 线管、探测器、机架、变压器及光电转化系统等。操作控制部分则主要为操作台及操作软件，控制和管理扫描装置和计算机处理装置各部分的工作。其他还有计算机、激光照相机、高压注射器、后处理工作站等。

（谢安明）

第四章

MRI 成像技术

第一节　MRI 物理现象

一、人体质子在磁场中的状态特征

人体内含有大量氢原子核，也称为质子，质子具有自旋和磁矩的特性。与地球绕太阳旋转一样，质子也不停地绕原子核旋转，称为自旋。氢原子中的质子和其外的电子在自旋过程中会产生一个小磁场，使氢质子犹如一个小磁体，其磁性大小以磁矩表示，磁矩就是反映小磁场强度的矢量，磁矩具有方向性，在无外加磁场时，众多随机运动的质子的净磁矩为零。磁矩与自旋强度成正比，常态下人体内众多质子的自旋方向是随机的，呈无规律状态，各方向的磁矩相互抵消，因而总磁矩为 0。

然而，当给予人体一个较强大而均匀的外加磁场时，人体中部分质子将受此外加磁场的"激励"而吸收能量、改变磁矩的方向，自旋轴方向（磁矩）会趋于平行或反平行于这个磁场方向，组织中所有质子的总磁矩在数秒钟后就会达到平衡，即为磁化，磁化的强度也就是所有质子磁矩的总和，与磁场强度密切相关。但对于某一个质子而言，其磁矩的方向并不一定与磁场方向一致，而是以一种特定的方式绕磁场方向轴旋转，这种旋转运动方式称为进动或旋进。它很像一个自旋轴不平行于地心引力方向而旋转的陀螺，除了自旋之外还以一定的角度围绕地心引力轴旋转。自旋的质子如以侧面投影方式看就很像单摆在左右摆动，此摆动频率即称为进动频率，与主磁场强度直接成正比关系，可用公式进行测算，频率实际值即称为拉莫频率。患者被送入主磁体内后不久，其身体各部位的质子即按主磁场强度相应的拉莫频率进行旋进运动和发生磁化。磁化后的质子在化学特性上仍然保持不变，所以对人体生理活动并无任何影响。

二、人体质子的 MR 现象

当在特定磁场中"旋进"的质子受到一个频率与其旋进频率一致的外加射频电脉冲（RF）激发后，射频电脉冲的能量会大量地被吸收，使氢质子旋进角度增大，质子则跃迁到较高能态，磁矩总量的方向将发生改变（增大），90°的 RF 能使纵向磁化从 z 轴转到 xy 平面，而 180°RF 则从 z 轴旋转 180°至负 z 轴方向。当 RF 激发停止后，有关质子的能级和相位都在一定时间后恢复到激发前的状态，氢原子核将释放已吸收的能量，能量释放和传递的方式具有重要的利用价值，那就是被激发的质子在 RF 停止后将持续发射与激励 RF 频率完全一致的电脉冲信号，这个现象就称为磁共振现象。

三、质子经历磁共振后的弛豫

质子在 RF 中止后的变化就像拉伸的弹簧在拉力终止后回缩一样，这个过程称为弛豫，所需的时间称为弛豫时间，在弛豫过程中的能级变化和总磁矩的相位变化均能被 MR 信号接收装置测得，并按信号强弱进行图像的重组。

弛豫时间有两种，即 T_1 和 T_2，T_1 弛豫时间又称为纵向弛豫时间，反映被 90°RF 激发而处于横向磁化的质子，在 RF 停止时刻至恢复到纵向平衡状态所需的时间，一个单位时间 T_1 指恢复纵向磁化最大值的 63% 所需要的时间。T_2 弛豫时间也称为横向弛豫时间，指 90°RF 激发后处于横向磁化状态的质子在 RF 停止后横向磁化丧失所需的时间，横向磁化丧失至原有水平的 37% 时为一个单位时间 T_2，因它不是完全依靠能量释放或传递，大部分依靠相位变化导致的相干性丧失，故时间远较 T_1 短。

（尤壮志）

第二节　MR 成像技术

一、图像亮暗与信号

根据以上磁共振物理学原理，MRI 需要一个主磁场，目前产生主磁场的磁体有超导型、阻抗型和永磁型，一般超导型的主磁场强度及均匀度均较另两型为好，MR 图像质量较高。磁体中常有匀场装备以使主磁场更均匀。

磁共振图像是数字化图像，由许多像素（256×256 或 128×256 等）组成。图像中每一个像素小点的亮暗程度实际上就是 MRI 信号强度值，这个信号强度值的数字大小由 MR 成像过程中线圈收集到的回波信号决定，实质上就是射频信号，具有频率和强度双重特点。磁共振机使用的线圈就是为了接收回波信号。射频信号通过线圈时，根据法拉第电磁转换定律，在线圈中肯定会出现一个电流，其强度就与射频信号强度成正比。将线圈中产生的微小电流转化和放大处理后传输给 MRI 计算机，就可实现对回波信号的采集和记录工作。

二、信号产生和硬件条件

每一个回波信号的产生，都是一个特定组织（受检组织）在 MR 成像过程中产生且特有的，不同组织在受到同一个脉冲激发后产生的回波强度、相位、频率可能各不相同，相同的组织在受到不同的脉冲激发后的回波特点也不一样，这是因为组织结构的不同导致的 MR 特性（主要指 T_1、T_2 值）不同所致，而不同的脉冲序列就是为充分发掘和显示组织的内在特性不同而设计的。总体来说，组织在 MR 图像上的亮暗差别随回波信号不同而不同，回波信号的表现特点受到组织本身的质子密度、T_1 值、T_2 值、运动状态、磁敏感性等诸多因素影响，成像时设备采用的不同脉冲组合序列及其相关的重复时间（TR）值、回波时间（TE）值、反转角等参数设定都是为了显示组织特性的。

脉冲序列指成像时采用的组合 RF 形式，以一个脉冲 TR 为单位重复进行，有 SE、FSE、

IR、FLAIR、EPI、GR 等。MRI 图像的每个像素信号的空间定位由梯度线圈完成，梯度线圈有 3 组，即 x、y、z 轴方向上均按规律递增或递减，使不同空间位置上的组织产生的回波信号在频率、相位和出现时间顺序等特征上均有微小差别而被计算机测出，并被确定为某一位置的体素来源，用计算机记忆、运算、表达和再现，共同组成 MR 图像。

射频发生器、线圈和 MR 信号采集系统均与被检器官 MR 图像中的信号获得有关，某种人体组织的 MR 信号强度与它的质子密度、T_1 时间、T_2 时间及血流等因素有关，但成像时选择的参数如 TR、TE 及脉冲序列等也影响 MR 图像中的信号组成。

磁共振机主要包括 MR 信号产生、数据采集与处理及图像显示等许多部分。

（1）主磁体：有常导型、永磁型、超导型 3 种。场强分 4 级：超低磁场（<0.1T）、低场（0.1~0.5T）、中场（0.5~1.0T）、高场（>1.0T）。磁场强度、均匀度和稳定性直接影响 MR 技术性能和图像质量，目前，超导磁体已经成为主流。

（2）梯度场系统：由 x、y、z 3 个梯度磁场线圈组成，产生梯度磁场，为人体 MR 信号提供空间定位的三维编码。

（3）射频发生器和 MR 信号接收器：射频发生器产生不同脉冲序列，以激发人体内氢原子核产生 MR 信号并被 MR 信号接收器接收。

（4）计算机和应用软件。

（5）辅助设备：数据存储装置、磁体冷却系统、激光照相机。

（范海燕）

第二篇

X 线临床诊断

第五章

呼吸系统疾病的 X 线诊断

第一节　气管、支气管疾病

一、慢性支气管炎

1. 临床表现

多见于老年人，咳嗽、咳痰，痰黏稠不易咳出。并发感染时，痰量增多，有时带血丝，多在冬春季发病。

2. X 线表现（图 5-1）

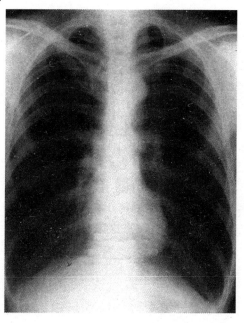

图 5-1　慢性支气管炎

（1）肺纹理增多、紊乱、扭曲、"轨道征"。

（2）弥漫性肺气肿：表现两肺透光度增高，膈肌低平，垂位心，桶状胸。

（3）肺动脉高压：右下肺动脉横径超过 15 mm。

（4）气管刀鞘状改变。

3. 诊断要点

（1）早期无异常征象：①肺纹理增多、紊乱、扭曲，"轨道征"；②肺气肿；③并发症，肺大疱、继发感染；④肺纤维化；⑤肺动脉高压、肺心病；⑥刀鞘征。

（2）临床诊断标准：慢性进行性咳嗽连续两年以上，每年连续咳嗽、咳痰至少3个月，并除外全身性或肺部其他疾病。

4. 鉴别诊断

应与间质性肺炎、结缔组织病、尘肺、细支气管炎等鉴别。

5. 比较影像学与临床诊断

（1）X线检查结合临床病史、症状是简单的。诊断方法，随访目的是除外肺部其他疾病及发现并发症。

（2）CT显示肺间质及肺实质细微改变，是重要的补充手段。

（3）对心脏进一步检查，有无继发肺源性心脏病。

二、支气管扩张

1. 临床表现

咳嗽、咳脓痰，病史较长，约半数患者咯血，多为成人。病变广泛者有胸闷、气短。听诊可闻及啰音，少数患者有杵状指。

2. X线表现（图5-2）

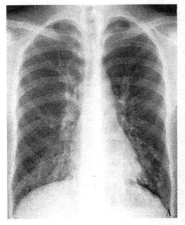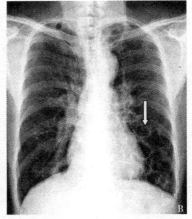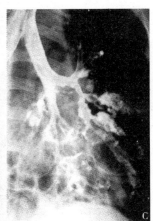

图5-2 支气管扩张
A. 柱状气管扩张；B、C. 囊状支气管扩张
B中箭头所示蜂窝状阴影

（1）柱状支气管扩张：两下肺纹理增多、增粗、"轨道征"、不规则的杵状致密影即指套征。囊状支气管扩张：左下肺野囊状或蜂窝状阴影，囊底小液平。

（2）肺纹理增粗、模糊。

（3）肺片状阴影。

3. 诊断要点

早期支气管扩张平片无异常。

（1）分柱状支气管扩张、囊状支气管扩张、静脉曲张型支气管扩张。

（2）柱状支气管扩张：肺纹理多、增粗、"轨道征"、不规则的杵状致密影即指套征。

（3）囊状支气管扩张：囊状或蜂窝状影，囊底小液平。

（4）局限性胸膜增厚粘连。

（5）肺不张。

（6）肺内炎症。

4. 鉴别诊断

支气管扩张与多发性肺囊肿鉴别：前者壁稍厚，且不规则，局部肺纹理增粗、紊乱，常继发于肺结核、慢性肺炎、肺间质纤维化、胸膜肥厚；后者壁较薄、光滑、个大，少有液平，常幼小发病，肺气囊圆形薄壁空腔，变化快，伴有肺内浸润。

5. 比较影像学与临床诊断

（1）支气管造影确定支气管扩张的部位、范围及类型，利于确定手术方案（图 5-2C）。

（2）CT、MRI 检出率高，明确诊断及范围。

（3）多数患者有咯血史，依据典型症状、体征及 X 线表现，可作出初步诊断。CT 检查和支气管造影检查是主要诊断手段。

三、先天性支气管囊肿

1. 临床表现

青壮年多见，较大囊肿会压迫肺或纵隔引起呼吸困难、发绀、咯血。并发感染时则有发热、咳嗽和咳脓痰等症状。

2. X 线表现（图 5-3）

（1）圆形或椭圆形阴影，密度均匀，边缘光滑清楚。

（2）囊腔内出现液平面，并发感染呈环形透亮阴影。

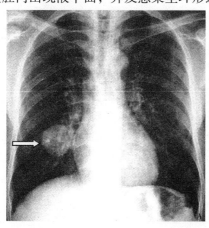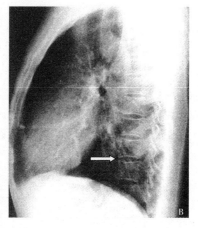

图 5-3

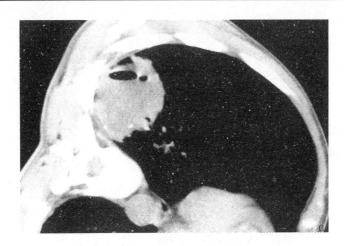

图 5-3　先天性支气管囊肿

A、B. X 线表现；C. 同一患者 CT 表现

A 中箭头所示支气管囊肿圆形阴影；B 中箭头所示液平面

3. 诊断要点

本病多发生在肺内，少数在纵隔内。

（1）单发性囊肿：多见于下叶，多发性囊肿可见于一叶、一侧或双侧肺野。

（2）含液囊肿：单发含液囊肿为圆形或椭圆形，密度高且均匀，边缘清楚锐利，囊壁可弧形钙化，周围肺组织清晰，深呼吸大小形态改变。

（3）液—气囊肿：囊腔内出现液平面。

（4）多发性肺囊肿呈蜂窝肺。

（5）含气囊肿：薄壁环状透亮影。

（6）囊肿周围的炎性浸润或肺不张。

（7）胸膜增厚。

4. 鉴别诊断

（1）肺大疱多发于肺外围部。

（2）结核空洞：周围有卫星灶，有结核病史，好发于肺上叶尖后段及下叶背段，钙化有助于鉴别，痰检可查到结核分枝杆菌。

（3）肺隔离症：类似于支气管含液囊肿，但其较恒定的发病部位及血供可鉴别。

（4）急性肺脓肿：起病急，经炎症期，抗感染治疗后病灶逐渐缩小而吸收，动态观察易鉴别。

5. 比较影像学与临床诊断

结合临床情况，患者较年轻，病程较长，有反复呼吸道感染病史，X 线检查可以诊断。CT 值能显示病变成分结构；MRI 信号强度确定囊液的成分；痰检及抽出物常规检查，均有助于确诊。

四、气管、支气管异物

1. 临床表现

剧烈的刺激性咳嗽、胸痛、发绀、呼吸困难及气喘等。可继发阻塞性肺炎、肺不张、咳嗽、发热、白细胞计数增多等炎性感染表现。

2. X 线表现（图 5-4）

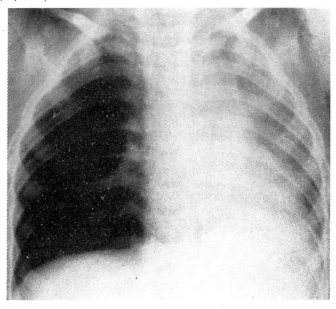

图 5-4　支气管异物

（1）患侧肺野透过度增高，膈肌低平，肋间隙增宽。

（2）纵隔、气管左移。

（3）透视下可见纵隔摆动。

3. 诊断要点

（1）儿童多见，常有呛咳史，分植物性、动物性、矿物性异物。

（2）直接征象：动物性、矿物性异物不透 X 线，胸片正侧位直接显示其部位、形态和大小。

（3）间接征象：植物性、部分动物性支气管异物，出现肺不张、纵隔摆动、阻塞性肺气肿及肺部感染；两肺肺气肿，吸气、呼气两肺改变不明显。

4. 鉴别诊断

气管内不透 X 线异物需与食管异物鉴别。在侧位胸片上，气管异物位于气道的透明影内，食管异物在气管后方。气管内异物若为片状或扁形时，其最大径与身体矢状面一致，最小径与冠状面一致，而食管异物则与其相反。食管吞钡检查有助于两者鉴别。

5. 比较影像学与临床诊断

患者有吸入异物病史及相应症状，临床诊断可确立，X 线检查的目的在于确诊及定位，不能直接显示的异物根据气道阴影及间接征象判断。CT 的诊断较 X 线敏感，可先行检查，必要时行食管造影和纤维支气管镜明确诊断。

（于　萍）

第二节　肺结核

一、原发型肺结核

1. 临床表现

最常见于儿童，少数可见于青年。初期症状不明显，可有低热、轻咳、食欲减退、盗汗无力及精神萎靡。病变范围较大或因增大的淋巴结压迫支气管引起肺不张，可有叩诊浊音、呼吸音减弱等体征。

2. X线表现

（1）原发综合征：原发病灶、淋巴管炎与肿大的肺门淋巴结连接在一起，形成哑铃状（图5-5A）。

（2）胸内淋巴结结核：原发病灶吸收，表现纵隔或肺门淋巴结肿大，肺门周围炎（图5-5B、图5-5C）。

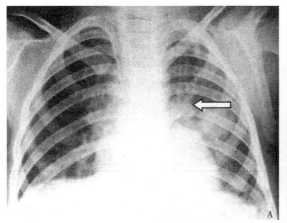
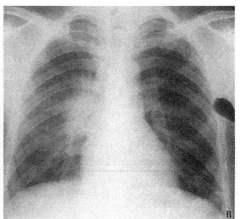
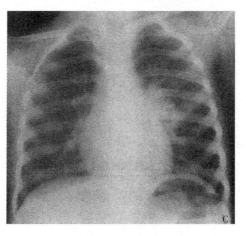

图5-5　原发型肺结核

A. 原发综合征；B. 炎症型；C. 肿块型

A中箭头所示为原发病灶

3. 诊断要点

（1）机体初次感染结核分枝杆菌所引起的肺结核称为原发型肺结核，多见于儿童。分原发综合征、胸内淋巴结结核。

（2）原发综合征表现：原发病灶、淋巴管炎与肺门淋巴结炎，双极期呈哑铃状。

（3）胸内淋巴结结核分为炎症型和肿块型。炎症型：表现为纵隔、肺门淋巴结肿大及周围片状及模糊炎症（图 5-4B）；肿块型：表现为纵隔、肺门淋巴结肿大，边缘光滑（图 5-4C）。

4. 鉴别诊断

应与非结核性肺炎、急性肺脓肿、淋巴瘤相鉴别。

5. 比较影像学与临床诊断

X 线检查是发现和诊断肺结核的主要方法，痰结核分枝杆菌检查是诊断肺结核活动性的主要依据。CT 能清楚显示病灶结构，发现病灶胸膜的改变。

二、血行播散型肺结核

1. 临床表现

结核分枝杆菌毒力及短时间内侵入血液的量可决定临床表现。可出现高热、咳嗽、呼吸困难、头痛、昏睡及脑膜刺激等症状，红细胞沉降率多增快。也可发病不明显。

2. X 线表现

（1）急性粟粒型肺结核：两肺自肺尖到肺底弥漫性粟粒状阴影，边界不清，病灶分布均匀，大小 1～2 mm，密度均匀，肺纹理未能清楚显示（图 5-6A）。

（2）亚急性及慢性血行播散型肺结核：分布在两肺中上肺野大小不等、密度不均阴影，肺尖部纤维化或钙化，中下肺野渗出及增殖（图 5-6B）。

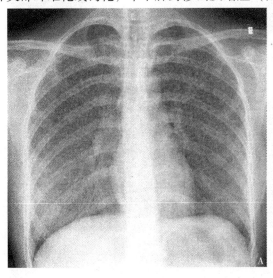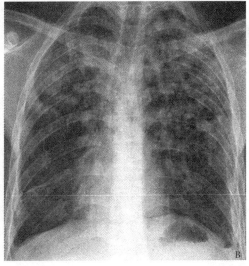

图 5-6 血行播散型肺结核

A. 急性粟粒型肺结核；B. 亚急性及慢性血行播散型肺结核

3. 诊断要点

（1）血行播散型分急性粟粒型肺结核和亚急性或慢性血行播散型肺结核。

（2）急性粟粒型肺结核，粟粒状病灶表现为"三均"，即病灶分布均匀，大小均匀和密度均匀。

（3）亚急性及慢性血行播散型肺结核，呈分布不均、密度和大小不均的三不均。

（4）红细胞沉降率、结核菌素（OT）试验可阳性。

4. 鉴别诊断

如发生在成人，应与细支气管炎相鉴别，痰内查到炎性细胞，则可区别。亚急性或慢性血行播散型肺结核与急性粟粒型肺结核相鉴别。

5. 比较影像学与临床诊断

查痰和 OT 试验有助于诊断本病；CT 对早期病变显示清楚；MRI 对病变信号有差异，不用于该病的检查；急性粟粒型肺结核需摄胸片，不应选择透视。

三、浸润型肺结核

1. 临床表现

发热、乏力、盗汗、咳嗽、咯血、胸痛及消瘦，时好时坏是本型肺结核临床经过的特点。

2. X 线表现

患侧肺下叶背段多发斑片状或云絮状边缘模糊阴影，密度不均。患侧肺上野薄壁空洞，两上肺渗出、增殖、纤维化（图 5-7）。

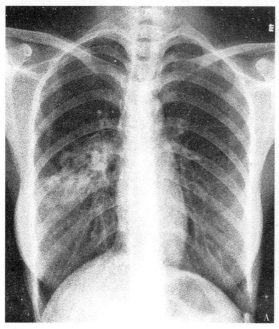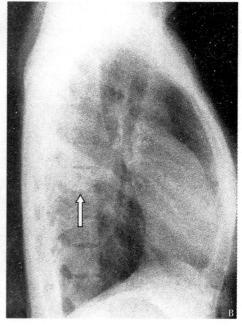

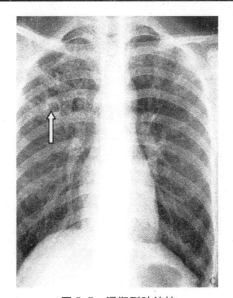

图 5-7　浸润型肺结核

A、B. 浸润型肺结核；C. 结核空洞

B 中箭头所示为肺结核浸润影；C 中箭头所示为结构空洞

3. 诊断要点

（1）小斑片状、云絮状边缘模糊渗出病灶、增殖球形病灶及纤维化钙化等多性质病灶，密度多种多样。

（2）下叶背段及上叶尖后段好发部位。

（3）空洞内缘规则，形态光整、壁薄、圆形，无液平。

（4）支气管播散或血行播散。

（5）红细胞沉降率快，痰结核分枝杆菌检查阳性率高。

4. 鉴别诊断

（1）与大叶性肺炎吸收消散期鉴别，后者有高热及实变期病史。

（2）与支原体肺炎鉴别，后者病灶密度稍淡且病灶密度一致，短期内就可以吸收。

（3）空洞应与癌性偏心空洞鉴别。

5. 比较影像学与临床诊断

临床午后低热、盗汗、红细胞沉降率快，白细胞计数正常。CT、MRI 能显示病灶内部及周边，纵隔及胸膜改变有助于鉴别诊断。

四、肺结核球

1. 临床表现

症状可不明显，或有结核中毒症状。

2. X 线表现（图 5-8）

（1）患侧肺上叶尖后段边缘光滑清楚的球形或近似球形阴影。

（2）密度较高且均匀，球内钙化。

（3）球周有卫星灶。

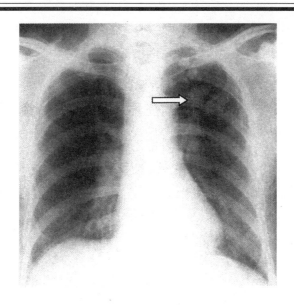

图 5-8　肺结核球（箭头所示为肺结核球）

3. 诊断要点

（1）球周卫星灶。

（2）结核球大小 2～3 cm，边缘光滑，球形或近似球形阴影，多发生于上叶尖后段与下叶背段。

（3）常单发其内钙化。

（4）近胸膜处线状或幕状粘连。

4. 鉴别诊断

应与周围型肺癌鉴别。

5. 比较影像学与临床诊断

CT 表现与 X 线胸片相似，但易于发现结核灶的细微改变，如显示结核球内的钙化及卫星灶，CT 增强扫描结核球常不强化或表现为边缘轻度环状强化。

五、干酪性肺炎

1. 临床表现

多见于机体抵抗力差，对结核分枝杆菌高度过敏的患者。

2. X 线表现（图 5-9）

（1）患侧肺上野肺叶实变影。

（2）无壁空洞。

（3）两肺内播散的斑片状阴影。

3. 诊断要点

（1）分大叶性及小叶性，大叶性为大片渗出性结核性炎、干酪化或慢性炎症所形成，也可由多个小的干酪性病灶融合而成。

（2）范围在一个肺段、一个肺叶的致密实变阴影，轮廓模糊。

（3）其内可见虫蚀状空洞。

（4）可见支气管播散灶或小叶性病灶。

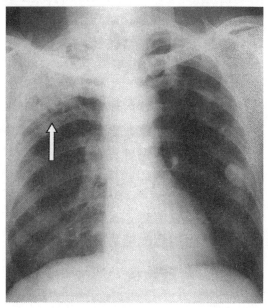

图 5-9　干酪性肺炎（箭头所示为肺上叶肺叶实变影）

（5）小叶性呈小斑片致密影。

4. 鉴别诊断

（1）大叶性肺炎起病急，好发于青壮年，表现为一个或多个肺叶、肺段的实变，实变期病灶密度均匀，有空气支气管征。

（2）肺不张表现为一个肺叶或肺段缩小且密度增高、均匀。

5. 比较影像学与临床诊断

CT 易检出病变内及周围细微病灶，如小空洞。

六、慢性纤维空洞型肺结核

1. 临床表现

反复低热、咳嗽、咳痰、咯血、胸痛与气短。

2. X 线表现（图 5-10）

（1）患侧上肺野内可见不规则空洞，其周有广泛的纤维化病灶。

（2）病变广泛，患侧胸廓塌陷，患侧肺门向上移位，肺纹理状似垂柳。

（3）纵隔向患侧移位，邻近代偿性肺气肿，患侧胸膜肥厚粘连。

3. 诊断要点

该病为各型结核反复发作、恶化后的结果。

（1）锁骨上下区可见新老不一的片状、条索状致密影，多为纤维化。

（2）不规则空洞。

（3）两下支气管播散灶。

（4）胸膜肥厚。

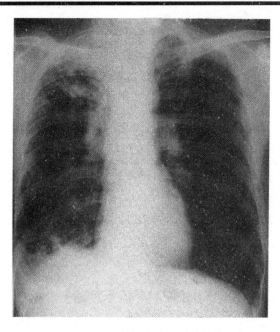

图 5-10　慢性纤维空洞型肺结核

（5）肺气肿、肺大疱。

（6）肺门上移，肺纹理呈垂柳状。

（7）痰检较易查出结核分枝杆菌。

4. 比较影像学与临床诊断

该病预后多不良，导致肺心病、肺硬变，应痰检结核分枝杆菌，确诊有无活动性。钙化灶 MRI 不如 CT 直观明确。

（佟延双）

第六章

循环系统疾病的 X 线诊断

第一节　冠状动脉粥样硬化性心脏病

一、X 线表现

1. 轻度心肌缺血

心脏 X 线往往无明显阳性发现。

2. 心肌梗死

心肌梗死的 X 线征象为梗死区搏动异常，此为主要 X 线征象，可出现典型的矛盾运动、搏动幅度减弱或搏动消失等。较广泛或多发的心肌梗死、心力衰竭或心包积液可使心影增大。心力衰竭常从左心开始，以后波及右侧。偶可见血栓钙化。

3. 心室膨胀瘤

心室边缘局部隆起，矛盾运动，搏动减弱或消失。

二、读片

冠状动脉粥样硬化性心脏病（图 6-1）。女，52 岁，主动脉弓处可见弧形钙化影。

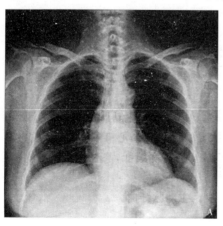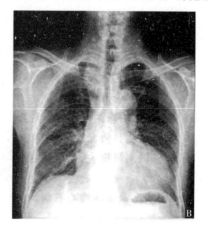

图 6-1　冠状动脉粥样硬化性心脏病

三、临床表现

本病主要侵犯主干及大分支，如前降支的近心段、右冠状动脉和右冠支。由于血流受阻，心肌出现缺血、梗死，严重者出现心室壁瘤。

（莫以萌）

第二节　风湿性心脏病

一、X线表现

不同摄片体位的表现如下。

1. 后前位

两侧肺淤血，上肺静脉扩张，下肺静脉变细，血管模糊，重者出现肺静脉高压征象，如间质性或肺泡性肺水肿、Kerley 线等。左心房增大导致右心缘可见双心房影和（或）心影中央密度增高。主动脉结因心排血量少及心脏旋转而变小。肺动脉段隆起，肺动脉增粗、模糊。左心缘出现第三心弓（左心耳），左下心缘平直，心尖上翘，当有关闭不全时则左心室增大，左下心缘长径与横径均增大，重者左支气管上抬，气管分叉角增大。

2. 右前斜位

心前间隙缩小，肺动脉段隆起，左心房增大，心后上缘后突，压迫充钡食管。

3. 左前斜位

心前间隙缩小，肺动脉段隆起，左主支气管受压上抬。

4. 侧位

胸骨后心脏接触面增加，食管受左心房压迫而后移，单纯狭窄者心后三角存在，关闭不全时缩小或消失。

二、读片

风湿性心脏病（图 6-2）。女，32 岁。两肺纹理增多增粗，以两上肺为著，肺门影粗乱模糊，呈淤血性改变，肺动脉段平直，左心缘向左下延伸，右心可见双重阴影，左前斜位可见食管向后移位，心后缘向后延伸，肺动脉圆锥（右室流出道）膨隆。

三、临床表现

临床症状以劳累后心悸为主，重者可有咯血、端坐呼吸、肝肿大、下肢水肿等症状，心尖区舒张期隆隆样杂音。

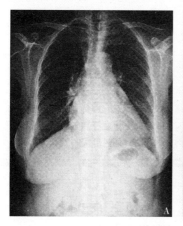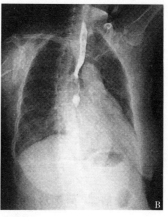

图6-2　风湿性心脏病

A. 正位；B. 左前斜位

（朱　悦）

第七章

消化系统疾病的 X 线诊断

第一节　咽部病变

一、咽部异物

1. 临床表现

咽部异物多属意外情况下经口进入。尖锐细长物品如鱼刺、麦芒、竹丝等，可刺入腭扁桃体、咽侧壁、舌根或会厌等处。较大异物常停留于梨状窝。尖锐异物可刺透并穿过咽黏膜，埋藏于咽后壁，引起继发感染，甚至造成脓肿。

2. X 线表现

咽部异物有高密度及低密度两种。高密度异物，平片即可完全显现异物位置、形态和大小，并可见咽部软组织肿胀和脓肿；低密度异物，需做钡餐检查，表现为充盈缺损即异物的一个侧面，以及咽部功能紊乱、咽部软组织改变。异物很小时，造影不一定显现，可以用钡剂拌棉絮观察，显示钡絮滞留咽部，结合病史进行诊断。

3. 鉴别诊断

结合临床病史及颈部 X 线透视、摄片和服钡检查，可以判断有无异物及并发症的存在。

4. 临床评价

详细询问病史和分析症状可以初步诊断。大多数患者有异物咽下史并在查体时发现异物，部分患者开始有刺痛，检查时未见异物，可能是黏膜擦伤所致，此症状一般持续时间较短。对于疼痛部位不定，总觉咽部有异物存留，发生数日后来就诊者，应注意与咽异感症或慢性咽炎相鉴别（图 7-1、图 7-2）。

二、咽壁脓肿

1. 临床表现

本病多见于异物刺伤后，也可因颈椎化脓性或结核性感染造成。脓肿多位于咽后壁，由于软组织肿胀或脓肿的压迫使咽部变形。

2. X 线表现

除 X 线平片可见咽壁软组织肿胀、咽部受压，以及咽部移位、咽部与颈椎间距离增加外，有时可于肿胀影内见有积气或小液平面。

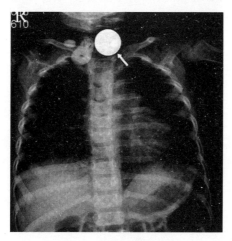

图 7-1　咽部金属异物

咽部见圆形金属密度影（箭头所示），有异物误服史

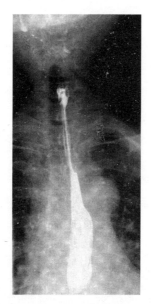

图 7-2　咽部异物

食管钡棉透视示咽部见钡棉悬挂，有鱼刺误服史

三、颈椎病

1. 临床表现

颈椎退行性改变，常使椎体骨赘形成，颈椎顺列变直，增生骨刺可压及下咽部，造成吞咽困难及异物感。

2. X 线表现

颈椎间隙狭窄，椎体骨赘增生，压迫下咽部后壁形成一明显压迹。

（杨慧珍）

第二节　食管病变

一、食管癌

1. 临床表现

食管癌是我国常见的恶性肿瘤之一，也是引起食管管腔狭小与吞咽困难的一种最常见的疾病。绝大多数食管癌为鳞状上皮细胞癌，但食管下端也可以发生腺癌。统计表明，食管癌好发于胸中段，胸下段次之，颈段与胸上段最少。

早期食管癌（限于黏膜及黏膜下层）的病理形态可分为平坦型、轻微凹陷型与轻微隆起型。随着癌的深层浸润，以及不同的生长方式，一般可分为息肉型、狭窄型、溃疡型与混合型。早期食管癌很少有症状，需做脱落细胞学检查才能发现。但肿瘤生长至一定大小，则出现持续性、进行性吞咽困难。一般说来，男性多于女性，40 岁以上患者多见。

2. X 线表现

（1）早期食管癌：食管黏膜纹增粗、中断、迂曲，可见单发或多发的小龛影，局限性充盈缺损，局限性管壁僵硬（图 7-3）。

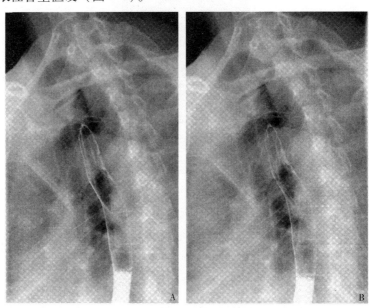

图 7-3　早期食管癌

食管中段黏膜中断、破坏，管壁稍僵硬，管腔未见明显狭窄

（2）中、晚期食管癌：黏膜纹破坏、充盈缺损、管壁僵硬、管腔狭窄、通过受阻与软组织肿块等。根据大体标本结合 X 线表现分述如下。

1）息肉型：肿瘤向腔内生长为主，呈不规则的充盈缺损与偏心性狭窄。但也有肿块以向壁外生长为主，犹如纵隔肿瘤，也称为外展型（图 7-4）。

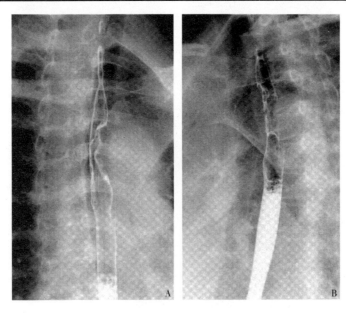

图 7-4　食管癌（息肉型）

食管中段腔内可见不规则的充盈缺损，食管偏心性狭窄

2）狭窄型：即硬性浸润癌，以环形狭窄为其主要特点，范围为 3～5 cm，上段食管明显扩张（图7-5）。

3）溃疡型：呈长条状扁平形壁内龛影，周围隆起，黏膜纹破坏，管壁僵硬，扩张较差，但无明显梗阻现象（图7-6）。

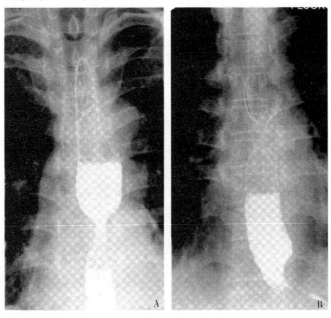

图 7-5　食管癌（狭窄型）

食管中段见环形狭窄，黏膜破坏，管壁僵硬，钡剂通过受阻，狭窄段上方食管扩张

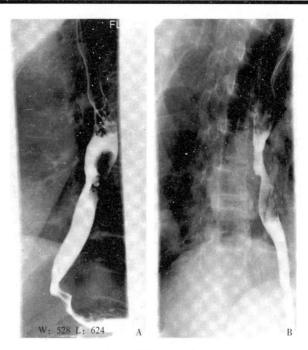

W: 528 L: 624   A   B

图7-6 食管癌（溃疡型）

食管中段见管腔狭窄，黏膜中断、破坏，内见不规则龛影

4）混合型：具备上述两种以上的X线特征。

（3）并发症。①穿孔与瘘管形成：仅少数病例可出现食管气管瘘，也可向纵隔穿破，形成纵隔炎与纵隔脓肿。②纵隔淋巴结转移可出现纵隔增宽、气管受压等X线征。

3. 鉴别诊断

（1）食管良性肿瘤：表现为向腔内凸出的偏心性充盈缺损，呈半球状或分叶状。切线位肿瘤上、下端与正常食管分界清楚，钡剂通过肿瘤时呈偏流或分流，转动体位可发现管腔增宽，肿物不造成梗阻，上方食管无扩张。肿瘤局部食管黏膜皱襞展平消失，其对侧黏膜光整，无破坏改变，附近食管壁柔和光滑。

（2）贲门失弛缓症：贲门失弛缓症的狭窄段是胃食管前庭段两侧对称性狭窄，管壁光滑呈漏斗状，食管黏膜无破坏。用解痉药可缓解梗阻症状，吸入亚硝酸异戊酯后贲门暂时舒展，可使钡剂顺利通过。

（3）消化性食管炎：易与食管下段浸润癌混淆。炎症后期瘢痕狭窄常在下1/3，但仍能扩张，无黏膜破坏。食管壁因癌肿浸润而僵硬，不能扩张，边缘不规则，黏膜皱襞有中断、破坏。

（4）食管静脉曲张：食管静脉曲张管壁柔软，没有梗阻的征象，严重的食管静脉曲张，食管张力虽低，但仍有收缩或扩张功能，而癌的食管壁僵硬，不能扩张或收缩，局部蠕动消失。

（5）食管外压性改变：纵隔内肿瘤和纵隔淋巴结肿大等压迫食管，产生局限性压迹，有时并有移位，黏膜常光滑完整无中断、破坏。

4. 临床评价

食管癌的放射学检查主要是确定诊断及侵蚀范围。食管癌的中晚期X线改变较为明显，诊断并不困难。而早期食管癌由于癌组织仅限于黏膜及黏膜下层，病变表浅，范围小，因此 X 线改变很不明显，容易漏诊和误诊。所以 X 线检查时，必须多轴透视和点片，并采取双对比造影检查，能显示得更清楚。在诊断过程中，既要确定肿瘤类型，又要对肿瘤侵犯范围、黏膜皱襞的变化、狭窄的程度、食管壁僵硬程度等指标进行观察记录，食管周围的侵蚀及淋巴结转移则必须依靠 CT 或 MRI 进行检查，以指导分期，便于临床治疗。

二、食管炎

（一）腐蚀性食管炎

1. 临床表现

吞服化学性腐蚀性制剂（如强酸、强碱之类）所致，重者可发生食管破裂而引起纵隔炎，轻者则引起不同程度的瘢痕狭窄。

2. X 线表现

（1）病变较轻时，早期可见食管下段痉挛，黏膜纹尚存在，一般无严重后果。重症病例则表现为中、下段，甚至整个食管，都有痉挛与不规则收缩现象，边缘呈锯齿状，可见浅或深的溃疡龛影，有时因环肌痉挛严重，下段可呈鼠尾状闭塞（图 7-7）。

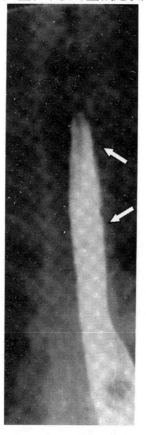

图 7-7 腐蚀性食管炎

食管钡餐透视检查示食管上段壁边缘毛糙（箭头所示），
患者有误服强碱病史

（2）病变后期，因瘢痕收缩而出现范围比较广泛的向心性狭窄，狭窄多为生理性狭窄部位，狭窄上段食管扩张程度较轻，病变食管与正常食管之间无明确分界，呈逐渐移行性过渡。

3. 鉴别诊断

浸润型食管癌：狭窄上段食管明显扩张，病变与正常食管之间分界截然。

4. 临床评价

应在急性炎症消退后进行钡餐造影检查，以观察病变的范围与程度。如疑有穿孔或有食后呛咳的患者，宜用碘油造影。由于腐蚀性食管炎后期可以发生癌变，因此 X 线检查对本病的随访非常重要。

（二）反流性食管炎

1. 临床表现

由胃内容物包括胃酸及胃消化酶逆流到食管内对鳞状上皮的自身性消化所致。主要见于食管下段，多合并黏膜糜烂与浅表性溃疡，病变后期因纤维组织增生，可形成食管管腔狭窄与食管缩短。临床上多见于食管裂孔疝、贲门手术后、十二指肠球部溃疡的患者。主要表现为胃灼热、胸骨后疼痛，进食时加重；因食管下段痉挛与瘢痕狭窄，故可有吞咽困难与呕吐等症状；严重者还可发生呕血。

2. X 线表现

（1）早期或轻度反流性食管炎在钡餐造影时，一般只能看到食管下段痉挛性收缩，长达数厘米，边缘光整，有时出现第 3 收缩波而致管壁高低不平或呈锯齿状，但难以显示黏膜糜烂与浅小溃疡。

（2）晚期因管壁纤维组织增生及瘢痕组织收缩，可见食管下段持续性狭窄及狭窄上段食管代偿性扩大。如发现胃内钡剂向食管反流或合并食管裂孔疝，则支持反流性食管炎的诊断。

3. 鉴别诊断

要与浸润型食管癌相鉴别：食管癌时食管狭窄较局限，病变与正常食管之间分界明显，当服大口钡剂时可见狭窄部位管壁僵直，表面不规则，不易扩张。而食管炎时病变食管与正常食管之间无明确分界，呈逐渐移行性过渡，狭窄部位比较光滑，偶见小龛影。

4. 临床评价

X 线钡餐检查对于判断病变的有无、病变部位及程度、病变原因很有帮助。一般来说采用双对比造影易于发现早期的细微黏膜管壁，诊断应结合临床病史、内镜活检及实验室检查结果进行综合诊断。

三、食管瘘

食管瘘按其病因来看，可分先天性和后天性两类，如按瘘管部位与相通的器官不同，又可分为食管—气管瘘、食管—支气管瘘、食管—纵隔瘘及食管—纵隔—肺瘘。

（一）食管—气管或食管—支气管瘘

1. 临床表现

主要症状即进食后呛咳、肺部感染等。

2. X 线表现

造影时见造影剂进入气管或支气管，比较容易诊断。但要排除各种因素所造成的造影剂由咽喉部吸入气管内的假象，有怀疑时，应特别注意第 1 口造影剂通过的情况及瘘管影的显示（图7-8）。

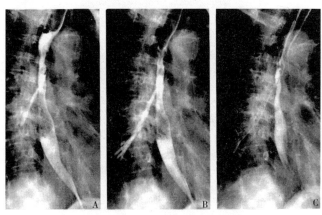

图 7-8 食管—气管瘘（食管癌病例）
口服造影剂后见食管中段造影剂外溢，与支气管沟通

（二）食管—纵隔瘘或食管—纵隔—肺瘘

1. 临床表现

单纯食管—纵隔瘘少见。主要症状为高热及胸骨后疼痛。

2. X 线表现

X 线下显示纵隔阴影明显增宽，造影时造影剂溢入纵隔内。当纵隔脓肿逐步增大，最后则向肺或支气管穿通，而形成食管—纵隔—肺瘘。这种病大多发生于肺脓肿，必要时进行碘油食管造影，可显示瘘管及造影剂进入肺内，X 线诊断较容易建立。

四、食管重复畸形（先天性食管囊肿）

1. 临床表现

食管重复畸形又称为先天性食管囊肿，是较少见的先天性消化道畸形，由胚胎时期原始消化管头端的前肠发育畸形所致，多位于食管中段或下段，呈囊状或管状，可与食管相通，其囊内黏膜多数为胃黏膜，部分为肠黏膜、支气管黏膜组织或食管黏膜，可产生溃疡，可无临床症状。食管重复又称为副食管，较大的副食管可压迫气管引起呼吸困难，压迫食管产生吞咽困难，或副食管内溃疡出血，甚至穿孔等症状。

2. X 线表现

（1）正侧位胸片：可见副食管呈边缘清晰、密度均匀的块影，并压迫纵隔使之移位，或突向邻近肺野的块影（图 7-9）。

（2）若副食管与食管相通，钡餐造影可显示副食管与食管平行，其远端为盲端，内有黏膜纹。

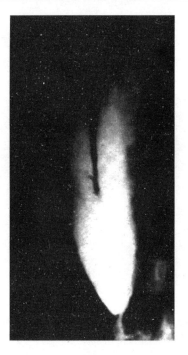

图 7-9　食管重复畸形

食管上段见重复畸形，下段融合扩张

3. 鉴别诊断

（1）食管憩室：食管壁局限性腔外膨出而呈陷窝或盲袋状，易于鉴别。

（2）缺铁性吞咽困难综合征：有缺铁性贫血表现，内镜检查见咽下部和食管交界处附近有食管黏膜赘片形成，其特征性改变有利于鉴别。

4. 临床评价

食管重复畸形的发生可能与遗传有关。本病变不仅影响食管正常功能，而且易反复损伤继发炎症，日久可能诱发恶变，故应提醒患者注意饮食方式及自我保护，追踪观察，定期复查，酌情处理。CT 和超声检查有助于本病的诊断和鉴别诊断。

五、食管黏膜下血肿

1. 临床表现

食管黏膜下血肿，主要是由于动物性尖锐骨性异物通过食管生理狭窄时所产生的继发性食管黏膜急性损伤性病变，偶尔也可由烫伤或进食过快引起。在有血小板减少症、血友病或抗凝药治疗的患者中也可自行出现。主要发生于食管第 1、第 2 生理狭窄处，甚少见。主要症状为突发的胸骨后疼痛、呕血、吞咽痛、吞咽困难。

2. X 线表现

食管腔内黏膜层轮廓光滑的圆形或椭圆形充盈缺损，边缘清楚，形态轻度可变；如血肿破裂钡剂渗入血肿内，则形成腔内液—钡平面或腔内囊状钡剂充填影，钡剂渗入少并在立位时表现为腔内液—钡平面；当钡剂渗入多或卧位时表现为腔内囊状钡剂充填影（图 7-10）。

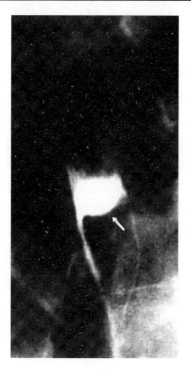

图 7-10　食管黏膜下血肿

食管钡棉透视点片示食管腔内椭圆形囊状钡剂充填，边缘清楚（箭头）

3. 鉴别诊断

（1）黏膜层良性肿瘤：血肿患者有明确的尖锐异物误吞史，疼痛不适大多较广泛或最痛点与发现病变部位相一致，短期复查血肿消失或明显缩小；良性占位性病变患者无症状或症状轻，短期复查病灶无变化。

（2）食管外压性病变或黏膜下占位性病变：通过切线位显示黏膜下层隆起性病变；血肿临床表现及病史典型，来源于黏膜层隆起性病变。

（3）食管憩室：憩室切线位于腔外，黏膜向内延伸，形态可变性大，钡剂可排空；血肿始终位于腔内，短期复查变小或消失。

（4）食管内气泡：气泡多发、圆形，通过重复服钡，可消失或下移；血肿位置固定且始终存在。

4. 临床评价

食管黏膜下血肿多由细小血管损伤引起，血肿往往较为局限，极少引起大出血。食管黏膜下血肿根据临床表现的特点及 X 线影像表现，结合短期复查血肿变小或消失等特点，不难作出明确诊断。

（张艳梅）

第三节　胃部病变

一、慢性胃炎

1. 临床表现

慢性胃炎是成人的一种常见病，主要由于黏膜层水肿、炎症细胞浸润及纤维组织增生等造成黏膜皱襞增粗、迂曲，以致走行方向紊乱。

2. X 线表现

（1）胃黏膜纹有增粗、迂曲、交叉紊乱改变。

（2）由于黏膜皱襞盘旋或严重上皮增生及胃小区明显延长，形成较多约 0.5 cm 大小的息肉样透亮区。

（3）半充盈相上胃小弯边缘不光整及胃大弯息肉状充盈缺损，缺损形态不固定，触之柔软。

3. 鉴别诊断

胃恶性肿瘤：胃壁僵硬、蠕动消失，胃黏膜中断破坏，充盈缺损形态恒定不变。

4. 临床评价

X 线上只从黏膜皱襞相的变化来诊断胃炎是不可靠的。一些慢性胃炎就其本质来讲为萎缩性胃炎，进而加上增生及化生等因素，致使从肉眼及 X 线上都为肥厚性胃炎的征象。这样，从皱襞的宽度来判断为肥厚性胃炎还是萎缩性胃炎就不准确了。此外，皱襞的肥厚还受自主神经系的影响，甚至黏膜肌层的挛缩、药物的影响等也会导致皱襞的变化。

二、慢性胃窦炎

1. 临床表现

慢性胃窦炎是一种原因不太清楚而局限于胃窦部的慢性非特异性炎症，是消化系统常见疾病之一。临床上好发于 30 岁以上的男性，表现为上腹部饱胀、隐痛或剧痛，常呈周期性发作，可伴有嗳气、泛酸、呕吐、食欲减退、消瘦等，慢性胃窦炎还可表现为厌食、持续性腹痛、失血性贫血等。本症与精神因素关系密切，情绪波动或恐惧紧张时，可使症状加剧。副交感神经系统兴奋时也易发作。有些胃窦炎患者，上腹部疼痛症状与十二指肠球部溃疡相似。

2. X 线表现

（1）胃窦激惹：表现为幽门前区经常处于半收缩状态或舒张不全，不能像正常那样在蠕动波将到达时如囊状，但能缩小至胃腔呈线状。若有幽门痉挛，则可造成胃排空延迟。

（2）分泌功能亢进：表现如空腹滞留，黏膜纹涂布显示不良。

（3）黏膜纹增粗、增厚、紊乱，可宽达 1 cm 左右，胃窦黏膜纹多呈横行，胃黏膜息肉样改变出现靶样征或牛眼征，胃壁轮廓呈规则的锯齿状，锯齿的边缘也甚光滑。

（4）当病变发展至肌层肥厚时，常表现为卧位时胃窦向心性狭窄，形态比较固定，一般可收缩至极细，但不能舒张，与正常段呈逐渐过渡或分界比较清楚。狭窄段可显示黏膜纹，多数呈纵行。而立位观察形态多接近正常。

（5）胃小区的形态不规则、大小不一，胃小沟密度增高且粗细不均、变宽模糊（图 7-11）。

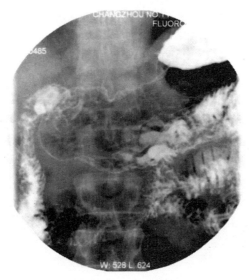

图 7-11　慢性胃窦炎

胃钡透气钡双重造影示胃窦部胃小区形态不规则，大小不一，
胃小沟增宽，胃窦部胃壁边缘欠光整

3. 鉴别诊断

胃窦癌：黏膜纹显示僵硬、破坏，可伴有黏膜纹紊乱。胃窦多呈偏侧性狭窄变形，轮廓呈缺损性不规则。胃壁僵硬，蠕动完全消失。与正常胃壁边界截然、陡峭。扪诊检查，大多有质硬的肿块。胃窦炎黏膜纹主要表现为增粗、迂曲、走行紊乱，无黏膜纹僵硬、破坏；胃窦多呈向心性狭窄变形，轮廓光整或锯齿状；病变区胃壁柔软度及蠕动存在或减弱，病变区边界常为移行性，故其边界多不够明确，多无肿块。胃镜在区分慢性胃窦炎与胃窦癌时有优势。

4. 临床评价

常规钡餐只能显示黏膜纹的改变，黏膜纹的宽度 > 5 mm，边缘呈波浪状，是诊断胃窦炎的可靠依据。而低张力气钡双重造影能显示胃小区的改变，有利于胃窦炎的诊断。临床研究证明胃癌与萎缩性胃窦炎之间有着密切的关系。因此，早期诊治慢性胃窦炎非常重要。而上消化道钡餐造影检查与临床体征相结合，是诊断慢性胃窦炎的可靠依据。在实际工作中要注意区别胃窦炎与胃窦癌。

三、浸润型胃癌

1. 临床表现

浸润型胃癌是胃癌中最少见的一型，癌肿主要沿着胃壁浸润型生长，胃壁增厚，黏膜面粗糙，颗粒样增生，黏膜层固定，有时伴有浅表溃疡。根据病变范围，可分为局限型及弥漫型。

2. X 线表现

病变范围可广泛或局限，病变区表现如胃壁僵硬、蠕动消失、胃腔缩小，黏膜纹破坏、紊乱，严重者如脑回状黏膜纹，可伴有不规则的浅在性的龛影。充盈相上胃轮廓不规则。如病变范围广，可使全胃缩小、僵硬如皮革囊袋，故又称为革袋状胃或皮革胃。当幽门被癌肿浸润而失去括约能力时，则胃排空加快。个别病例可仅有胃壁僵硬、蠕动消失，而无黏膜纹破坏，也应加以注意（图7-12）。

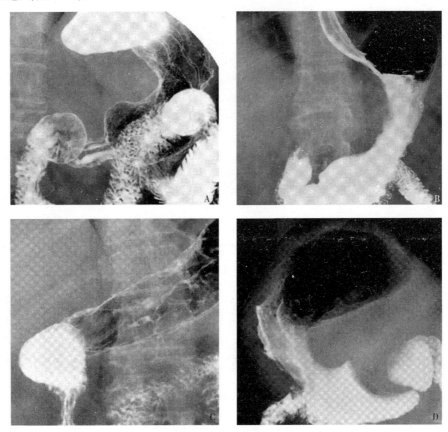

图7-12　浸润型胃癌（胃体）

胃体胃壁僵硬、蠕动消失、胃腔缩小，黏膜纹破坏、紊乱

3. 鉴别诊断

（1）高张力角型胃：浸润型胃癌，黏膜皱襞消失，无蠕动波，且因幽门受浸润排空增快，有时可见因贲门口受浸润僵硬而引起的食管扩张，而角型胃及其食管柔软，不会出现食管扩张和排空增快，有助于两者的鉴别。

（2）胃淋巴瘤：见本节相关内容。

4. 临床评价

浸润型胃癌发病率较其他类型少，传统单对比造影检查时容易误诊为胃炎或正常。双对比检查，可降低胃张力，增加胃扩张程度，容易发现胃壁僵硬和胃腔狭窄，有利于诊断和鉴别。

四、胃淋巴瘤

1. 临床表现

起源于胃黏膜下层的淋巴滤泡组织，沿黏膜下层浸润生长，易导致管壁增厚，黏膜粗大及肿块形成。黏膜表面可保持完整，也可产生溃疡。临床表现与胃癌相似，胃淋巴瘤发病率相对偏小，发病年龄较年轻，临床表现主要取决于肿瘤的病理学改变及生物学特征。但总的说来临床症状不太严重，而 X 线已明显提示胃部病变严重，这种临床表现与 X 线不一致是一个特征。

2. X 线表现

其 X 线表现一般可分为 6 型。

（1）溃疡型：表现为龛影，其发生率较高，为最常见的一种类型。溃疡的形态、大小、数目不一，多位于充盈缺损内，形态不规则或为盘状、分叶状、生姜状等。溃疡环堤常较光滑规则，部分尚可见黏膜皱襞，与溃疡型胃癌的环堤常有明显的指压痕和裂隙征不同。邻近黏膜粗大而无中断破坏，病变区胃壁呈不同程度僵硬但仍可扩张，胃蠕动减弱但仍存在。

（2）肿块型：常表现为较大的充盈缺损，多见于胃体、窦部，呈分叶状，边界清楚，其内可有大小不等、形态不规则的龛影。

（3）息肉型：表现为胃内（体、窦部）多发性息肉状充盈缺损，直径多为 1~4 cm，大小不等，边缘多较光整，也可呈分叶状，其表面可有大小不一的溃疡；周围环以巨大黏膜皱襞。病变范围广，但仍保持一定的扩张度及柔软性，胃蠕动仍能不同程度地存在为其特征。

（4）浸润型：累及胃周径的 50% 以上，表现为胃壁增厚，蠕动减弱但不消失，病变范围和程度与胃腔狭窄程度不成比例，有时胃腔反而扩张。

（5）胃黏膜皱襞肥大型：表现为异常粗大的黏膜皱襞，为肿瘤黏膜下浸润所致。粗大的黏膜皱襞略显僵硬，但常无中断、破坏。于粗大皱襞之间可见大小不等的充盈缺损。

（6）混合型：多种病变如胃壁增厚、结节、溃疡，黏膜粗大等混合存在（图 7-13）。

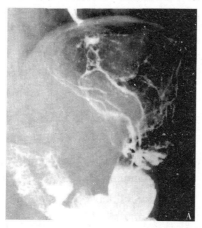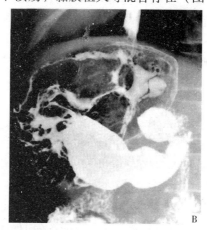

图 7-13　胃淋巴瘤（混合型）
胃底胃体广泛黏膜破坏，可见充盈缺损、龛影

3. 鉴别诊断

（1）浸润型胃癌：首先，淋巴瘤胃壁僵硬、蠕动消失似浸润型胃癌的"革袋状胃"，但淋巴瘤压迫时胃壁可有一定的形态改变，不似胃癌僵直。同时，其胃壁边缘可见弧形充盈缺损，较多则呈"波浪"状，胃癌无此征象。其次，淋巴瘤黏膜破坏表现特殊，似多数大小形态不等的结节样充盈缺损构成，呈现凹凸不平状，充盈缺损表面不光整，可见不规则龛

影。这与胃癌的黏膜中断、消失不同。此外，淋巴瘤多为全胃受累、病变广泛，浸润型胃癌如未累及全胃，病变区与正常胃壁分界截然，有时可见癌折角，鉴别诊断不难。

（2）肥厚性胃炎：肥厚性胃炎可形成大小不等的凸起状结节，其结节为黏膜增生肥厚形成，表现为与黏膜相连，似黏膜扭曲形成，而淋巴瘤的结节表现为彼此"孤立"，与黏膜皱襞不连；此外，较重的肥厚性胃炎胃壁柔韧度降低，有时蠕动也不明显，但不僵硬，与淋巴瘤不同。

4. 临床评价

胃淋巴瘤患者临床表现无特殊性，内镜活检有时难以取到深部浸润的肿瘤组织而不能作出准确诊断。GI 检查时多表现为多发结节状充盈缺损或多发肿块，周围黏膜皱襞推移、破坏不明显，可见收缩和扩张；CT 扫描可见胃壁增厚，多密度均匀，呈轻度、中度均匀强化，或呈黏膜线完整的分层强化，可伴有大溃疡或多发溃疡形成，在三期扫描中胃的形态可变。由于胃淋巴瘤对胃的形态和功能的影响均与胃癌有所不同，因此，联合 GI 和 CT 两种检查方法既了解胃的病变形态和范围，又观察胃的扩张和蠕动功能，作出胃淋巴瘤的提示诊断；胃镜活检时多点深取，或在 CT 引导下肿块穿刺活检，不需手术而作出胃淋巴瘤的正确诊断。

五、胃溃疡

1. 临床表现

常见慢性病，男多于女，好发于 20～50 岁，主要大体病理是黏膜、黏膜下层溃烂深达肌层，使胃壁产生圆形或椭圆形溃疡，深径 5～10 mm、横径 5～20 mm，溃疡底可为肉芽组织、纤维结缔组织，溃疡口部主要是炎性水肿。临床主要症状即规律性上腹部饥饿痛。

2. X 线表现

龛影即溃疡腔被钡剂充填后的直接 X 线征象，正位显示为圆形或椭圆形钡斑，侧位观显示壁龛，据溃疡位于壁内、周围黏膜水肿、肌纤维收缩及瘢痕纤维组织增生等，而形成下述良性溃疡 X 线特征。

（1）壁龛位于腔外：若溃疡位于胃窦前、后壁或伴有胃窦变形时，壁龛影的位置往往难以确定，因而这一征象不易判断（图 7-14）。

（2）Hampton 线：不常见，为残留于溃疡口缘水肿的黏膜形成，犹如溃疡口部一"垫圈"，切线位于龛影口边的上侧或下侧，呈宽 1～2 mm 的窄透亮线，也可见于整个龛边，使充盈钡浆的壁龛与胃腔分隔开。此征虽较少见，却是良性溃疡的特征。

（3）"狭颈"征和"项圈"征：为 Hampton 线及溃疡口周围肌层中等度水肿构成。表现为 Hampton 线的透亮区明显增宽，至 5～10 mm，位于壁龛上、下侧。轴位相加压时，于龛影周围形成"晕轮"状透亮带。

（4）"环堤"影：为溃疡口部以黏膜层为主的高度炎性水肿。钡餐检查，在适当压迫下取轴位观，呈一环状透亮带，内界较为明确，外界模糊不清，如同"晕轮"状；切线位则表现为一"新月"样透亮带，也为溃疡侧边界明确，外界模糊不清。该透亮带无论是轴位还是切线位观，其宽度均匀，边缘较光整，黏膜纹直达环堤影边缘，此为良性"环堤"影特征。

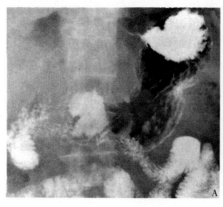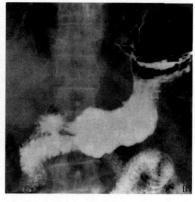

图 7-14　胃角溃疡

胃角处见小腔外龛影，周围黏膜呈放射状

（5）以溃疡为中心、分布均匀的放射状黏膜纹，为溃疡瘢痕组织收缩的表现，是良性溃疡的特征：壁龛旁黏膜纹略增粗或伴有黏膜纹轻度扭曲现象。纠集的黏膜纹大多到达龛边，但部分病例由于溃疡口部严重水肿，靠近壁龛的黏膜纹逐渐消失而显示不清。

另有学者认为，龛影边缘"点状投影"，为钡浆存留于皱襞内造成，它提示该溃疡周围有黏膜增厚和放射状黏膜皱襞存在，因此是良性溃疡较为特征性的表现。

上述黏膜纹无论它是何种表现，均应有一定的柔软度和可塑性，这一点不可忽视。

（6）新月形壁龛：它的产生是由溃疡口缘黏膜严重的炎性水肿，并突向溃疡腔内造成。钡餐造影时壁龛显示如新月形，其凹面指向胃腔，凸面指向胃腔外。

3. 鉴别诊断

溃疡型胃癌：癌肿内的恶性溃疡，大而浅，形态不规则，为"腔内龛影"，周围见高低、宽窄、形态不规则的"环堤"，环堤内可见"尖角"征，龛影边缘有"指压"迹，龛影周围纠集的黏膜纹中断、破坏，邻近胃壁僵硬，蠕动消失等。骑跨于胃小弯的溃疡型癌，切线位加压投照时，呈"半月"征图像。这些均与良性溃疡不同，同时，良性溃疡临床上有节律性疼痛症状。

4. 临床评价

关于良性溃疡与溃疡性胃癌的鉴别，主要是依据龛影的大小形态和周围黏膜等情况。少数情况下慢性胃溃疡和溃疡性胃癌临床上缺乏特异性。X 线检查时，对溃疡大小、形态缺乏新的认识，X 线诊断有一定难度。"恶性特征"对恶性溃疡诊断意义虽然重要，但并非其独有，有些良性溃疡病变时间很长，瘢痕修复不能填充愈合坏死组织形成的龛影，反而因瘢痕收缩可使胃小弯缩短，形成假"腔内龛影"，且龛影大小可因溃疡周围瘢痕收缩较实际扩大。

（祝静雅）

第三篇

CT 临床诊断

第八章

消化系统疾病的 CT 诊断

第一节　胃癌

胃癌是最常见的恶性肿瘤之一，好发年龄在40～60岁，男性多于女性，好发于胃窦部小弯侧，是由胃黏膜上皮和腺上皮发生的恶性肿瘤。早期胃癌是指癌组织浸润仅限于黏膜及黏膜下层，未侵及肌层，不论有无淋巴结转移；中晚期胃癌（进展期胃癌）指癌组织浸润超过黏膜下层或浸润胃壁全层。

CT 表现如下。

1. 正常胃壁

厚度＜5 mm，注射对比剂后有明显强化，可表现为单层、部分两层或三层结构。

2. 蕈伞型

表现为突向腔内的分叶状或菜花状软组织肿块，表面不光整，常有溃疡形成（图8-1）。

3. 浸润型

表现为胃壁不规则增厚，增厚的胃壁内缘多凹凸不平，范围可以是局限或广泛的。胃周围脂肪线消失提示癌肿已突破胃壁。并对肝、腹膜后等部位转移的诊断很有帮助（图8-2、图8-3）。

4. 溃疡型

形成大而浅的腔内溃疡，边缘不规则，底部多不光整，其周边的胃壁增厚较明显，并向胃腔内突出。利用三维重组可很好地显示肿块中央的溃疡以及溃疡与环堤的关系。

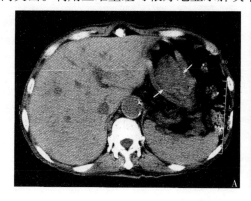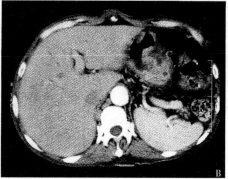

图8-1

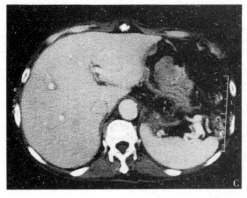
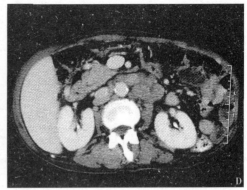

图8-1 蕈伞型胃癌

A. CT平扫见胃底有一隆起的腔内肿块，表面不光整，局部黏膜有中断破坏（↑）；B、C. 增强动脉期和门脉期见腔内肿块有强化；D. 后腹膜腹主动脉及下腔静脉旁见多个淋巴结肿大

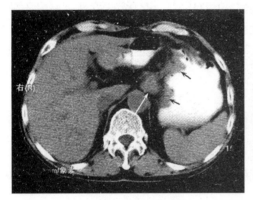
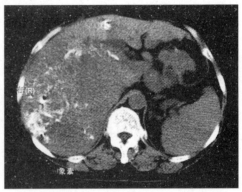

图8-2 浸润型胃癌

CT平扫见小弯侧胃壁不规则增厚，内缘凹凸不平（↑），胃周淋巴结肿大（长↑）和肝内转移

图8-3 胃癌肝转移

胃内蕈伞状软组织肿块，肝脏多发转移灶，TACE术后见碘油不规则积聚

5. 胃腔狭窄

表现为胃壁增厚的基础上的胃腔狭窄，胃壁僵直（图8-4）。

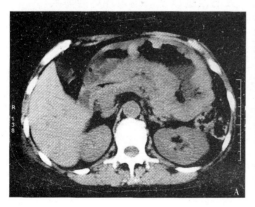
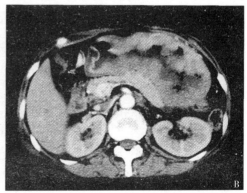

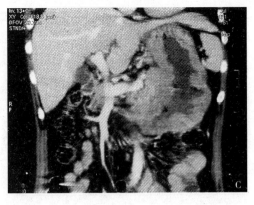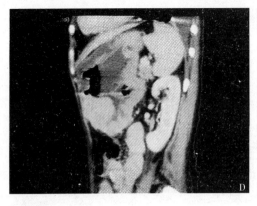

图 8-4　浸润型胃癌

A. CT 平扫见胃壁弥漫性增厚、僵直，与胰腺间的脂肪间隙消失；B. 增强扫描弥漫增厚的胃壁有强化；C、D. 冠状面及矢状面 MIP 像示胃壁弥漫性增厚，胃腔变小，状如皮革

6. 增强扫描

增厚的胃壁或腔内肿块有不同程度的强化（图 8-1B、图 8-1C、图8-4B）。

7. 胃癌 CT 可分为四期

（1）Ⅰ期：表现为胃腔内肿块，无胃壁增厚，无邻近或远处转移。

（2）Ⅱ期：表现为胃壁厚度超过 10 mm，但癌未超出胃壁。

（3）Ⅲ期：表现为胃壁增厚，并侵犯邻近器官，但无远处转移。

（4）Ⅳ期：有远处转移。

8. 鉴别诊断

（1）胃淋巴瘤：单发或多发结节或肿块，边缘光滑或轻度分叶，病变大，病变范围广泛可越过贲门或幽门侵犯食管下端或十二指肠，胃壁增厚明显常超过 10 mm，但仍保持一定的扩张度和柔软性，胃与邻近的器官之间脂肪间隙存在，常伴有腹腔内淋巴结肿大。

（2）胃间质瘤：是发生于胃黏膜下的肿瘤，病变部位黏膜撑开展平，但无连续性中断，胃壁柔软，蠕动正常，肿瘤大多位于胃体呈外生型生长，腔内型少见，呈息肉状，黏膜表面可有溃疡，可见气体、液体或口服对比剂进入。

（王　博）

第二节　直肠癌

直肠癌是乙状结肠直肠交界处至齿状线之间的癌，是消化道常见的恶性肿瘤，男性多见，好发年龄为 40～50 岁。

CT 表现如下。

1. 早期表现

仅一侧直肠壁增厚，随着病变发展可侵犯肠管全周，肿瘤向外周扩展形成肿块，侵犯直肠周围间隙（图 8-5）。

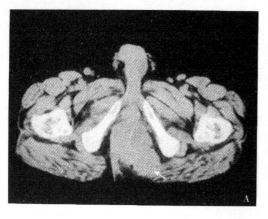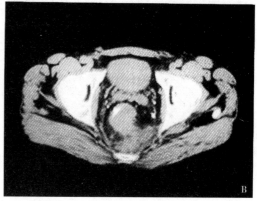

图 8-5　直肠癌（B 期）

A. CT 平扫直肠壁增厚并向外周扩展形成肿块，侵犯直肠周围间隙，左侧坐骨肛门窝内见一圆形软组织影，侵犯左侧臀大肌（↑）；B. 增强扫描肿块未见明显强化

2. 直肠周围淋巴结肿大

表现为直肠周围脂肪间隙内出现直径 >1 cm 的结节状软组织影。

3. 直肠癌 Dukes 分期

（1）A 期：癌肿浸润深度限于直肠壁内，未超出浆肌层，且无淋巴结转移。

（2）B 期：癌肿超出浆肌层，侵入浆膜外或直肠周围组织，但无淋巴结转移。

（3）C 期：癌肿侵犯肠壁全层，伴有淋巴结转移。

（4）D 期：癌肿伴有远处器官转移，或因局部广泛浸润或淋巴结广泛转移。

（郝豪皓）

第三节　阑尾炎

阑尾炎是外科常见病，由阑尾管腔阻塞导致细菌感染引起。根据病程常分为急性和慢性阑尾炎，急性阑尾炎在病理上分为单纯性阑尾炎、化脓性阑尾炎、坏疽性阑尾炎。慢性阑尾炎多为急性阑尾炎转变而来。

CT 表现如下。

1. 正常阑尾

多数位于盲肠末端的内后侧，CT 表现为细管状或环状结构，外径一般不超过 6 mm。

2. 急性阑尾炎

阑尾壁呈环状、对称性增厚（图 8-6A），横径超过 6 mm 以上，密度接近或略高于邻近的肌肉组织，增强时可有强化（图 8-6B），有时增厚的阑尾壁表现为同心圆状的高、低密度分层结构称"靶征"。

3. 阑尾结石

阑尾腔内或在阑尾穿孔形成的脓肿和蜂窝织炎内有时见到单发或多发的阑尾结石，呈高密度圆形或椭圆形均质钙化（图 8-7）。

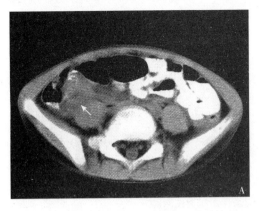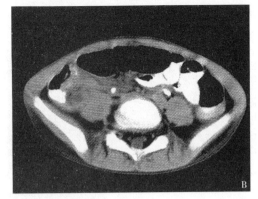

图 8-6　急性化脓性阑尾炎伴阑尾周围炎

A. CT 平扫见阑尾壁增厚，边缘模糊，与右侧腰大肌之间的脂肪间隙消失（短↑）；B. 增强扫描增厚的阑尾壁有强化，周围脂肪层内出现片絮状稍高密度影

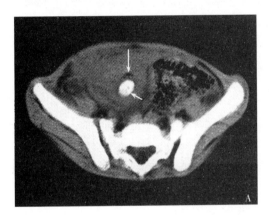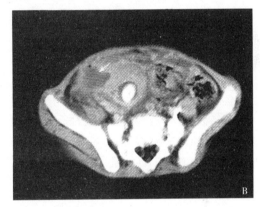

图 8-7　急性化脓性阑尾炎伴阑尾结石

A. CT 平扫见右下腹部有一团块状密度增高影，其内可见圆形高密度阑尾结石（短↑）和少量气体影（长↑）；B. 增强扫描炎性肿块明显强化，其内低密度坏死形成的脓肿未见强化（↑）

4. 阑尾周围炎症

①阑尾周围结缔组织模糊，筋膜（如圆锥侧筋膜或肾后筋膜）水肿、增厚；②周围脂肪层内出现片絮状或条纹状稍高密度影；③盲肠末端肠壁水肿、增厚；④局部淋巴结肿大，表现为成簇的结节状影；⑤另一个常见的征象是阑尾急性炎症的蔓延造成盲肠与右侧腰大肌之间脂肪间隙模糊。

5. 盲肠末端的改变

在盲肠末端开口处出现漏斗状狭窄或在盲肠末端与阑尾之间出现条带状软组织密度影，这两种征象在盲肠充盈对比剂时显示较清楚。

6. 阑尾周围脓肿

一般呈团块状影，直径多为 3～10 cm。中心为低密度液体，有时脓肿内可出现气液平面，脓肿外壁较厚且不均匀，内壁光整（图 8-8）。盆腔、肠曲间甚至膈下、肝脏内可出现脓肿。

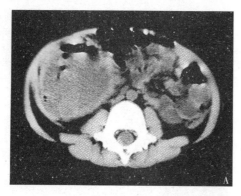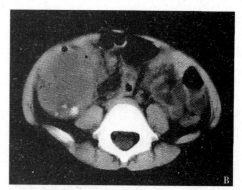

图8-8　急性化脓性阑尾炎伴阑尾周围脓肿

A、B. CT平扫见右下腹部有一圆形厚壁阑尾脓肿，其内可见气体影和阑尾结石，并可见气—液平面

7. 慢性阑尾炎

除阑尾有不同程度的增粗、变形外，阑尾边缘毛糙，阑尾腔闭塞，多伴有钙化或阑尾粪石。由于腹膜的包裹或炎症机化，CT上可出现类似肿块的征象。

（高明茹）

第四节　肝硬化

肝硬化是一种以肝组织弥漫性纤维化、假小叶和再生性结节（RN）形成为特征的慢性肝病。发病高峰年龄为35～48岁，男女之比为（3.6～8）：1。本病病因有多种，主要为病毒性肝炎、酒精中毒和血吸虫病。临床上以肝功能损害和门静脉高压为主要表现。晚期常有消化道出血、肝性脑病、继发感染和癌变等，是我国常见病死亡的主要原因之一。

一、肝脏体积和形态的改变

（1）肝脏体积通常缩小。

（2）肝脏各叶大小比例失调，常见肝右叶缩小，尾状叶和肝左叶外侧段增大（图8-9），局部增生的肝组织突出于肝轮廓之外（图8-10）。

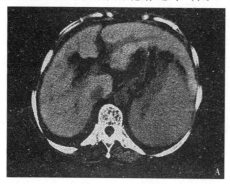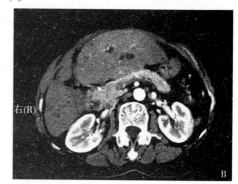

图8-9　肝硬化

A. CT平扫见肝右叶缩小，左叶外侧段增大，肝门肝裂增宽，脾肿大似球状；B. 增强扫描见肝脏右叶体积缩小，左叶肿大向下延伸达肾门以下

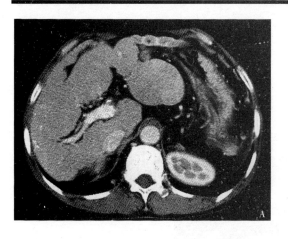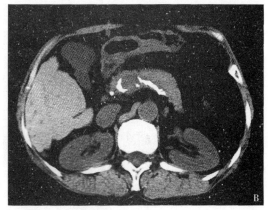

图 8-10 血吸虫肝硬化

A. 增强扫描见肝左叶缩小，内有线条样钙化，左叶外侧段后缘肝小叶样增生，大部分突出于肝外，强化密度与肝脏同步；B. 胰腺层面见脾静脉和门静脉主干钙化，脾脏已经切除

（3）肝表面凹凸不平，外缘可呈波浪状或分叶状（图 8-11）。

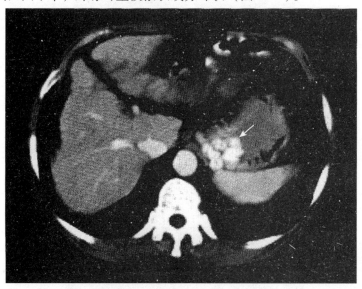

图 8-11 肝硬化伴门静脉高压

增强扫描见肝脏外缘呈波浪状，肝右叶缩小，肝裂增宽，胃底静脉曲张呈结节状强化（↑）

（4）肝裂增宽，肝门扩大。

二、肝脏密度的改变

（1）早期肝硬化肝脏密度均匀，中晚期肝脏密度不均匀，为高低密度相间的稍高密度结节样增生和不同程度的低密度脂肪浸润改变（图 8-12A）。增强扫描时再生结节呈低密度或随时间推移呈等密度，后者更具有诊断意义（图 8-12B、C）。

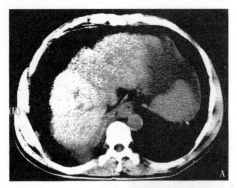
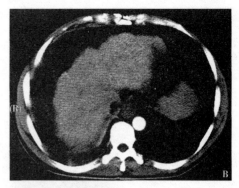
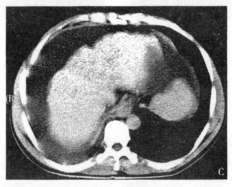

图 8-12 肝硬化伴脂肪浸润

A. CT 平扫见肝左叶肿大，肝实质内不均匀稍低密度区；B、C. 增强动脉期

和门脉期肝脏强化，左叶为均匀强化，低密度略低于肝右叶，大量腹水

（2）血吸虫性肝硬化：96% 病例伴有肝内钙化，可呈线条状、蟹足状、地图状及包膜下钙化（图 8-13）。另可见门静脉系统与血管平行走向的线状或双轨状钙化。肝内汇管区低密度灶及中心血管影。

（3）胆源性肝硬化：可见胆管结石、肝内外胆管感染征象。

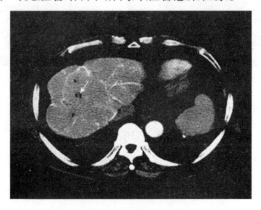

图 8-13 血吸虫性肝硬化

增强扫描见肝内及肝包膜下清晰线条状钙化，肝内

汇管区小片低密度区（↑），肝脏外缘呈分叶状

三、继发改变

（1）门静脉高压症：门脉主干扩张，直径 > 13 mm，平均直径多在 18.3 ± 5.1 mm。增强扫描在脾门、食管下端和胃底贲门区可见团块状、结节状曲张的强化静脉血管（图 8-14）。

（2）脾脏肿大：脾外缘超过 5 个肋单元，以一个肋骨横断面或一个肋间隙为 1 个肋单元，正常脾脏的外缘一般不超过 5 个肋单元。

（3）腹腔积液：CT 可明确显示。

（4）肝病性胆囊改变：多种肝脏实质性病变常继发胆囊改变（图 8-14B），CT 表现为胆囊壁水肿增厚 > 3 mm，1/4 的病例胆囊轮廓不清，胆囊床水肿，积液围绕在胆囊周围，增强扫描胆囊壁不同程度强化，以门静脉期强化明显。

（5）肝硬化的 CT 表现可以与临床症状和肝功能紊乱不一致，CT 表现为肝脏大小、形态和密度接近正常并不能排除肝硬化的存在。肝炎后肝硬化常并发肝癌，增强扫描十分必要。

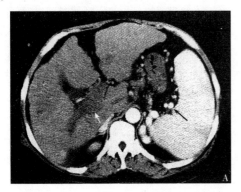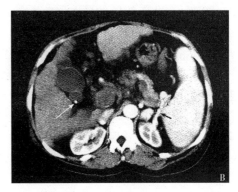

图 8-14　肝硬化伴门静脉高压

A. 增强扫描见门静脉（↑）、脾静脉（长↑）及胃底静脉增粗、扭曲，门静脉内呈低密度充盈缺损，脾胃间隙和脾肾间隙内见多个增粗扭曲的血管影，脾脏肿大达 8 个肋单元；B. 脾肾静脉开放（↑），胆囊壁增厚，胆囊床积液呈典型慢性肝病性胆囊改变并发胆石症（长↑）

（霍赛楠）

第五节　原发性肝细胞癌

一、概述

肝肿瘤以恶性多见，占 90% 以上，其中肝细胞癌占原发性恶性肿瘤的 75% ~ 85%。原发性肝肿瘤可发生于肝细胞、胆管上皮细胞及血管、其他间质、中胚层组织等。

原发性肝癌的细胞学类型有肝细胞癌、胆管细胞癌与混合型。近些年报道的纤维板层样肝细胞癌为肝细胞癌的一种特殊类型。

肝细胞癌的病因主要有两方面：①乙型肝炎病毒（HBV），国内病例中，90% 以上感染过 HBV，即 HBsAg 阳性；②黄曲霉素（AFT），长期低剂量或短期大剂量摄入可诱发。此外，与饮水污染、丙型肝炎、戊型肝炎、饮酒和吸烟等也有一定关系。

1. 肝细胞癌的分级

可分为 4 级：Ⅰ级高度分化；Ⅱ～Ⅲ级中度分化；Ⅳ级为低度分化。中度分化最多，其 AFP 多为阳性，而高度与低度分化者 AFP 阴性者为多。

2. 大体病理

肝细胞癌（HCC）的大体病理分型较为繁杂。

（1）Eggel 于 1901 年提出的经典分类曾被广泛应用至今。此分类将 HCC 分为 3 型。①结节型：直径 <5 cm 的属结节，单个或多个分布。②巨块型：直径 ≥5 cm，常为单个巨块，也有密集结节融合而成的巨块，以及 2 个以上巨块的。③弥漫型：少见，该型结节很小，直径为 5～10 mm，弥漫分布且较均匀，全部并发肝硬化；易与肝硬化结节混淆。上述分类属中期、晚期肝癌的类型。

（2）20 世纪 70 年代以后国内将 HCC 分为 4 型。①块状型：单块状、融合块状或多块状。②结节型：单结节、融合结节、多结节。③弥漫型。④小癌型：小癌型（即小肝癌）的提出标志着肝癌诊断水平的提高。

（3）20 世纪 80 年代以来日本学者的分类如下。①膨胀型：肿瘤分界清楚，有纤维包膜（假包膜），常伴肝硬化；其亚型有单结节型和多结节型。②浸润型：肿瘤边界不清，多不伴肝硬化。③混合型（浸润、膨胀）：分单结节和多结节两个亚型。④弥漫型。⑤特殊型：如带蒂外生型、肝内门静脉癌栓形成而见不到实质癌块、硬化型肝细胞癌等。日本和中国以膨胀型为多，北美以浸润型为多，而南非地区多不伴肝硬化。国内 80%～90% 伴肝硬化，而出现相应影像学表现。

（4）小肝癌的病理诊断标准：目前国际上尚无统一标准。中国肝癌病理协作组的标准是：单个癌结节最大直径 ≤3 cm；多个癌结节，数目不超过 2 个，其最大直径总和应 ≤3 cm。

3. 转移途径

（1）血行转移：最常见。HCC 易侵犯血窦，在门静脉和肝静脉内形成癌栓，并向肝内、肝外转移。肺为肝外转移的主要部位，其他有肾上腺、骨、肾、脾和脑等。

（2）淋巴转移：以肝门淋巴结最常见；其次为胰头周围、腹膜后（主动脉旁）和脾门等区域。

（3）种植性转移：最少见。此外，除晚期少数患者产生癌性腹膜炎外，极少发生腹膜转移。

4. HCC 的单中心与多中心起源

多结节型 HCC 或巨块结节型 HCC，究竟是 HCC 肝内播散的结果（即单中心起源）还是多中心起源，尚有争论。Esumi（1986 年）通过 HBV - DNA 整合这一分子生物学方法证实两种可能性同时存在。

二、临床表现

国内将其临床分为 3 期：Ⅰ期（亚临床期，无临床症状和体征）、Ⅱ期（中期）、Ⅲ期（晚期）。一旦出现症状，肿瘤多较大，已属中晚期。

1. 症状

以肝区痛、腹胀、上腹部肿块、食欲缺乏、消瘦、乏力等最为常见，其次可有发热、腹泻、黄疸、腹水和出血等表现，低血糖与红细胞增多症为少见表现。

2. 并发症

①肝癌结节破裂出血。②消化道出血：由肝硬化门静脉高压和凝血功能障碍所致。③肝性脑病。

3. 实验室检查

①AFP（甲胎球蛋白）定量：放免法测定 > 500 μg/L，持续 1 个月。②AFP 200 ~ 500 μg/L，持续 2 个月，并排除其他 AFP 升高的因素，如活动性肝病、妊娠和胚胎性肿瘤等。小肝癌病例 AFP 常轻度或中度升高，如持续时间长（低浓度持续阳性）也应警惕；但有 10% ~30% 的肝癌 AFP 阴性。其他如 γ-GGT 和各种血清酶测定也有一定意义。

三、CT 表现

1. 平扫表现

平扫很少能显示出 <1 cm 的病灶。肿瘤一般呈低密度改变；少数与周围肝组织呈等密度（分化好的），如无边缘轮廓的局限突出，则很难发现病变；极少数呈高密度（图8-15A）。当并发脂肪肝时，与肝实质呈等密度及高密度者为肝细胞癌的特征性所见。肿瘤内产生钙化的约占5%，还偶见出血及脂肪成分。并发肝硬化者可出现相应表现。

（1）结节型：①为单结节或多结节，多呈类圆形；②界限清楚，部分可见完整或不完整的更低密度环状带即假包膜；③肿瘤内常形成间壁而密度不均，另因肿瘤缺血、坏死其内可见更低密度区；④有时肿瘤所在的肝段呈低密度，是由于肿瘤浸润并压迫门静脉血流减少，而致瘤周肝实质营养障碍。

（2）巨块型：①单个或多个，占据一叶或一叶的大部分（图 8-15）；②常因向周围浸润而边缘不规则；③肿瘤内多有缺血、坏死而有不规则更低密度区；④周围常有子灶（<5 cm 为结节），有学者称为巨块结节型。

（3）弥漫型：平扫难以显示弥漫的小结节。可见肝脏呈弥漫性增大、肝硬化及门静脉内瘤栓形成（图 8-16）。

2. 增强扫描

肝癌主要由肝动脉供血，但几乎都存在着不同程度和不同情形的门静脉供血。早期肿瘤血供多来自门静脉，随着肿瘤发展，动脉供血逐渐成为主要血供，而门静脉供血逐渐走向瘤周。CT 增强表现如下。

（1）动脉期：肿瘤显著强化（图 8-15B）。小肝癌常为均一强化；大肝癌由于内部形成间壁、有不同的血管结构、缺血坏死等而呈不均匀强化。但有时小肝癌动脉期不强化（国内有学者统计占 13.2%），主要与其坏死有关，透明细胞变可能是另一原因。

（2）门静脉期：肿瘤呈低密度改变（图 8-15C）。此时，病变范围比平扫时略缩小，边界较为清晰。是因为肝癌 90% ~99% 由肝动脉供血，而周围肝实质约 80% 由门静脉供血，两者增强效应时相不同所致。

（3）平衡期：肿瘤仍呈低密度（图 8-15D）。如与血管瘤鉴别可延迟 7 ~15 分钟扫描（即所谓延迟扫描）仍呈低密度。

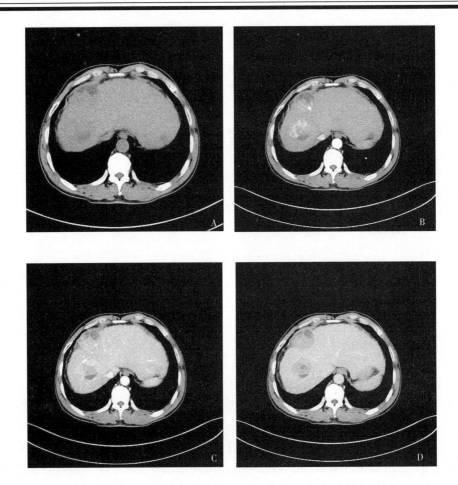

图 8-15　肝癌（巨块型）

A ~ D 为同一患者。A. 平扫可见于左右叶有团块状等、低、高混杂密度灶，界限欠清晰；
B. 动脉期病灶部分有强化，病灶界限清晰；C. 门静脉期病灶呈低密度，界限清晰，其内
有更低密度的坏死区；D. 平衡期病灶呈低密度

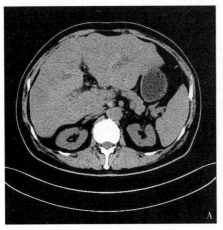
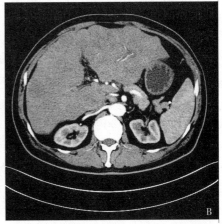

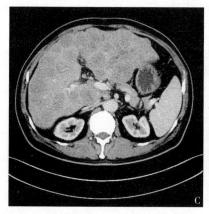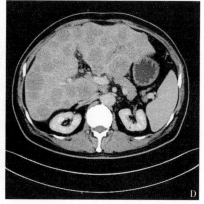

图 8-16　肝癌（弥漫型）

分别为平扫和三期增强扫描：肝内弥漫性分布有许多低密度小结节

3. CT 增强的时间—密度曲线

肝癌 CT 增强的时间密度曲线可分为 5 型：①速升速降型；②速升缓降型；③无明显变化型；④速降缓升型；⑤初期速降而后稳定极缓上升型。但速升速降型是其特征性强化表现。

因肝癌主要由肝动脉供血，在动脉期 CT 值迅速上升达到峰值并超过肝实质。因平扫病灶密度多低于肝脏，故在其密度升高的极早期有一次与肝实质密度相近的第一次等密度交叉，但因极短暂，故一般不会显示。病灶峰值停留的时间很短，然后迅速下降，随着肝实质的 CT 值上升，两者的密度接近出现第二次等密度交叉。此后病灶密度缓慢下降而正常肝实质密度继续上升，病灶又成为低密度。但正常肝实质的增强上升速度较肝癌缓慢，达到的峰值低，峰值停留时间长，下降速度不及肝癌。

总之，凡血供丰富的 HCC，与正常肝实质对照均出现从高密度、等密度到低密度的 3 步曲，整个过程短暂，时间—密度曲线呈速升速降型，这是肝癌的特征性表现。可能由于乏血、门静脉参与血供较著等，因而出现其他 4 种强化曲线。

4. 肝细胞癌的包膜及其边缘强化方式

（1）纤维包膜的形成：是由于肿瘤呈膨胀性生长，对邻近的非癌变肝组织产生压迫，引起纤维结缔组织增生；同时由于肿瘤细胞及其间质细胞产生促进血管生长的细胞因子，使纤维结缔组织内形成数量不等的血管。此外，癌灶压迫周围正常肝组织，进一步有利于包膜的形成。

（2）HCC 的边缘强化方式：①动脉期未显示明确包膜，门静脉期和平衡期显示明确包膜呈高密度影，提示肿瘤呈膨胀性生长，且包膜血管较少；或确无包膜，但癌周受压肝组织仍由门静脉供血而呈线环状强化；②动脉期包膜呈低密度，门静脉期和平衡期显示明确的包膜（略低或高密度）或包膜不清，提示肿瘤呈膨胀性生长，包膜内血管少；③三期扫描均见明确包膜且呈环状或不完整环状的高密度强化，提示包膜血管丰富；④动脉、门静脉期未见包膜显示，平衡期显示包膜呈高密度，包膜内血管少；⑤三期扫描均未显示明确包膜，表现为癌灶与非癌变肝组织分界不清，提示肿瘤呈侵袭性生长，且生长迅速，无纤维结缔组织包膜。

国内有学者认为，HCC 分化低者以不完整环状强化为主；分化高者以完整环状强化为主。

5. 动脉—门静脉分流及与肝硬化、血管瘤 APVS 的机制的区别

国内有学者将 APVS 的动脉期表现分为 3 型：①Ⅰ型，门静脉三级（亚段）及以上分支提早显影；②Ⅱ型，肿瘤或病变周围肝实质提早强化；③Ⅲ型，肝脏边缘结节形、楔形提早强化，且邻近无占位性病变。此外，还有文献报道少见的弥漫型，表现为全肝早期强化，门静脉早显。

（1）肝癌：肝癌病灶内出现动静脉分流征象为肝癌的特征之一。其 APVS 的发生机制有以下 3 种。①跨血管的 APVS，即肿瘤组织对门静脉分支的直接侵犯破坏，使肿瘤处的肝动脉血通过破坏的门静脉壁直接灌入门静脉分支，形成肿瘤性 APVS。CT 表现为Ⅰ和Ⅱ型。②跨肝窦的 APVS，肿瘤组织压迫、侵犯周围的肝静脉分支，造成该区域肝静脉回流受阻，致使肝窦压力升高，当此压力超过门静脉压力时，所属门静脉就成为引流静脉，直接接受肝动脉血液，形成跨肝窦的 APVS。又由于受累区功能性门静脉血流减少，而致肝动脉的血流代偿性增加。还有学者认为，在压迫肝静脉的情况下肿瘤周围的肝实质还会"盗取"肿瘤组织的肝动脉血供。该类在 CT 上呈Ⅱ型表现。③跨血管丛的 APVS，肿瘤的压迫和（或）门静脉较大分支的瘤栓都可造成门静脉血流受阻，此时位于肝脏中央部分较大胆管的周围血管丛作为顺肝方向的侧支循环开放、增生，代偿受阻的门静脉血流。这种 APVS 在 CT 也表现为Ⅱ型。但肝癌所致的Ⅱ型病变在门静脉期和平衡期均不呈低密度，有助于与肿瘤子灶相鉴别。

（2）肝硬化：其 APVS 的 CT 表现以Ⅲ型多见。其形成主要与肝硬化时继发肝内血管网结构的扭曲、肝窦微细结构的变化及门静脉高压等变化有关。原因可能为：①跨肝窦的 APVS，因肝窦的结构会出现毛细血管化、胶原化，其通透性也有变化，肝内血管网结构的扭曲可使小的肝静脉出现梗阻，从而形成跨肝窦的 APVS；②跨血管丛的 APVS，门静脉高压所致，与上述肝癌 APVS 的形成机制相似；③跨血管的 APVS，尚未见报道，但国外有学者电镜发现肝硬化的大鼠可出现。

（3）血管瘤：有文献报道，肝海绵状血管瘤有 23.5% ~ 29.7% 出现 APVS。于动脉期表现为瘤周楔形强化区（Ⅱ型），常伴门静脉支早显。随着时间的延长有的可变为低密度，最后呈等密度。伴脂肪肝时于平扫图上即可见到与异常灌注类似的高密度影。从狭义上说这种瘤周楔形强化区是指瘤旁肝组织内那些与瘤体内血窦相通的、扩大的肝窦腔隙或异常薄壁血管腔被对比剂充盈所致，从广义上可认为这种楔形强化是血管瘤并发 APVS 的一种特征性表现。

总之，APVS 以肝癌最为多见，且 CT 表现为Ⅰ、Ⅱ型；也可见于单纯肝硬化者，而其 CT 表现以Ⅲ型多见；血管瘤所致的 APVS 应予重视。此外，肝转移瘤、肝脏手术、穿刺后也可发生，偶为正常人。APVS 应注意与肝第 3 血供所致的假性病变相鉴别。

6. 肝脏灌注异常

导致肝脏灌注异常的病因：多种多样，包括门静脉阻塞（癌栓、血栓）、肝静脉阻塞（巴德—基亚里综合征、心衰、纵隔纤维化等）、局限性肝脏病变、感染（肝脓肿、胆囊炎、胆管炎）、肝内门—体分流术后所致的血流动力学改变、肝脏肿瘤、肝硬化、急性胰腺炎等，以及已述及的第 3 血供。

门静脉癌栓所致的肝灌注异常的增强 CT 表现：动脉期的不规则形或三角形高密度区，或（和）门静脉期不规则形或三角形低密度区。

门静脉癌栓所致的肝实质灌注异常，其部位与受累门静脉分布一致。但当并发动脉—门静脉短路时则例外。其形成机制如下。①门静脉癌栓形成后血流受阻，致相应区域肝实质门静脉血供减少，即门静脉血流灌注减少。为维持肝实质血流量的相对恒定，则供应该区域的肝动脉血流量将代偿性增多，即动脉血流量高灌注。笔者认为，从前已述及肝动脉—门静脉分流（APVS）的跨血管丛型可知，这种灌注异常还可与 APVS 有关。②门静脉期低灌注（伴或不伴动脉期高灌注），可能原因有两方面：一是由于门静脉癌栓未导致管腔完全阻塞，仍有血流通过肝实质；二是由于脾静脉与肝内门静脉分支之间存在着较广泛的侧支循环，这些侧支循环开放（即门静脉海绵样变），使门静脉属支的血液绕过癌栓阻塞的部位进入肝脏。

7. 门静脉海绵样变

门静脉海绵样变（CTPV）是指门静脉栓塞或后天性、先天性狭窄后引起门静脉旁、肝内及胆囊窝小静脉或毛细血管呈网状扩张，以及栓塞的门静脉再通。

正常情况下门静脉周围仅见肝固有动脉伴行，极少数可见门静脉周围有 2～3 个小血管断面显示，可能是胃右动脉或胆囊动脉显影，或存在解剖变异。胆囊壁及周缘无肉眼可见的小血管断面。故国内有学者提出 CT 图像以门静脉周围血管横断面多于 3 个作为胆总管周围侧支循环开放的标准。

门静脉癌栓所致的位于肝门、肝十二指肠韧带的形似海绵的静脉网，由门静脉之间的侧支循环（门—门短路）和门静脉分流至体循环（门—体分流）的侧支循环所形成。它包括如下内容。①门静脉胆支：包括胆囊静脉和胆管周围静脉丛。②门静脉胃支：包括胃左静脉（即胃冠状静脉）、胃右静脉，以及它们的属支如食管静脉、胃短静脉、幽门前静脉和幽门十二指肠静脉。③胰十二指肠后上静脉。④脐旁静脉：其扩张提示门—体分流的存在。

国内文献报道，门静脉胆支和胃支是构成门静脉海绵样变的最主要血管；胆支开放仅见于门静脉海绵样变（但有学者认为也可见于肝硬化）；胰十二指肠后上静脉也较常显示；门静脉胃支的开放与肝硬化并门静脉高压，以及门静脉海绵样变均有关系。

8. 门静脉、肝静脉、下腔静脉癌栓和门静脉动脉化征

肝细胞癌向门静脉、肝静脉、下腔静脉浸润生长时，可形成肿瘤癌栓。

（1）门静脉内癌栓：①平扫癌栓的密度与门脉血液密度无差异，但受累血管因癌栓生长有扩大，造成分支直径大于主干或主干与分支粗细不成比例；②增强后表现为血管内充盈缺损征象，相应血管扩张；③增强后动脉早期癌栓强化及其内显示细小的肿瘤血管，称为"门静脉动脉化征"，其发生率可高达 86%，是与血栓鉴别的主要征象，血栓一般主要位于肝外门脉，累及或不累及肝内主干及分支；④位于末梢的门静脉癌栓诊断困难，CTAP 有利于显示，并可见此范围呈扇形低密度区。

（2）肝静脉和下腔静脉受侵和癌栓：①受侵犯的血管不规则狭窄，或见局部压迹，也有完全被肿瘤包绕的；②腔内充盈缺损，个别病例向上可延伸至右心房内；③局部管腔扩大；④奇静脉、半奇静脉扩张；⑤应注意：增强扫描早期下腔静脉可部分显影或密度不均，需同一部位重复扫描鉴别；下腔静脉受肿块压迫也可不显影。

9. 肝细胞癌胆管内浸润

据统计，肝细胞癌伴有肝内胆管扩张的发生率为 14.4%，小肿瘤很少发生，是肝癌肿块的直接压迫、侵犯或肝门区转移淋巴结压迫所致。肿瘤向胆管内直接浸润生长，可形成胆管内癌栓，比较少见，其发生率在 13% 左右，多同时并发门静脉及肝静脉内癌栓。

CT 表现：肝内胆管轻度、中度扩张，以肝门（包括左、右肝管）附近多见。CT 可显示肝总管或大分支内癌栓，确诊需胆管造影。对于末梢部位者，一般形成胆管内癌栓的肝细胞癌多属乏血型，周围又有扩张的胆管，故应与肝内胆管细胞癌相鉴别。直接显示出胆管内癌栓及伴随门静脉癌栓征象对诊断和鉴别极为重要。

10. 肝细胞癌肝内转移的方式

其肝内转移方式有两种。①门静脉性：癌细胞经肿瘤周围的门静脉系，着重于末梢侧或中枢侧的肝实质内形成转移灶。若并发肝门侧的动脉—门静脉短路，可转移至肝较远部位。②肝动脉性：多由其他脏器的肝细胞癌转移灶，再循环入肝动脉血，引起肝动脉性肝内转移，此种方式只见于晚期患者。

CT 表现：肝内均一大小转移灶，易发生在肝被膜部位，结节型和巨块型均可伴有肝内转移，也称为子结节。平扫及增强扫描病变特点与原发灶基本相同。

11. 肝细胞癌破裂出血

其 CT 表现为：平扫示肿瘤内斑片状、片状高密度灶；也可表现腹腔内广泛出血；还可形成肝包膜下血肿，呈沿肝脏表面的月牙形、梭形血肿征象。

12. 肝细胞癌肝外浸润及转移

（1）肝细胞癌向周围邻近脏器直接浸润极少：①病灶巨大或近横膈者可产生横膈的直接浸润，并进而浸润胸腔，但除晚期患者外，极为少见；②肝左叶与胃前壁相邻，但肝癌直接浸润胃的发生率极低；③肝镰状韧带及胆囊可有直接受侵，也极少见。

（2）肝细胞癌早期远处转移少见，晚期可发生血行转移、淋巴转移及腹膜种植转移。

四、鉴别诊断

1. 血管瘤

血管瘤表现典型，两者多鉴别不难，但小血管瘤的变化较多。注意快速推注造影剂于动脉早期快速扫描，以及充分的延迟扫描有助于诊断。血管瘤有以下 CT 特点：①平扫呈类圆形低密度，密度多均匀、边缘清晰；②增强扫描于动脉早期出现边缘结节状、点状、斑点状等显著强化，其密度可与同层腹主动脉相近，有特征性；且密度高于周围肝实质的持续时间即强化峰值持续时间长，超过 2 分钟；③增强区域进行性向病灶中央扩散；④延迟扫描病灶呈等密度充填；⑤如病灶中央有纤维瘢痕，除瘢痕不强化外，增强扫描仍符合上述特点；⑥少数病灶强化不显著，但延迟期仍呈等密度充填；⑦个别病例始终无强化，延迟扫描也无充填则诊断和鉴别诊断困难。

2. 肝转移瘤

转移瘤有以下 CT 特点：①转移瘤病灶多发、散在、大小相仿；②少血供者明显的边缘强化和"牛眼征"；而少数富血供者呈弥漫性强化；③较小病灶出现囊样变伴边缘强化；④无门静脉癌栓和病灶周围的包膜（或晕圈）显示；⑤邻近脏器发现原发灶、复发灶或转移灶。

单个或数目不多的转移灶与 HCC 鉴别有一定困难。①大小不一，特别是大病灶周围的结节（卫星灶）形式出现以 HCC 可能性大。②增强扫描病灶呈速升速降改变的以 HCC 可能大；而转移瘤门静脉期可呈渐进性厚壁强化，但强化程度低于肝组织。③病灶周围有包膜及门静脉癌栓形成明显支持 HCC。④两者大的瘤灶均可出现囊样坏死，而小瘤内囊样变一般不见于 HCC。

3. 肝内胆管细胞癌

肝内胆管细胞癌 CT 表现无特异性，下列特点有助于与肝癌鉴别：①呈边缘欠清的低密度灶，病灶常较大，部分病灶有点状钙化；②肿瘤多乏血，增强早期及门静脉期可见肿瘤边缘轻度不连续环状强化；③国内有学者报道近 60% 的病例可出现瘤体延迟强化；④局部肝内胆管扩张较多；极少数有门静脉侵犯或癌栓形成；⑤极少数有肝硬化表现，AFP 为阴性。

总之，如病灶较大，且其内有点状钙化或大片状的无强化的液性密度区出现时，应考虑胆管细胞癌。肿瘤边缘不连续环状强化及低密度肿瘤内含无定形的稍高密度影是其双期增强扫描的典型表现。

4. 肝硬化结节

单个或多个肝硬化结节与肝癌结节很难鉴别。

（1）肝硬化结节缺乏动脉血供：团注动态增强扫描，甚至 CTA 如病灶无强化，则以再生结节、局灶性脂肪变或坏死结节可能性大；结节明显强化则可确定肝癌的诊断；如仅轻度强化，或血管造影见轻度染色，则很难作出诊断。总之，肝动脉血供的有无及程度与结节的良、恶性相关。

（2）大结节性肝硬化：肝脏表面高低不平，肝内有许多再生结节，颇像多结节性或弥漫性肝癌。下列征象有助于鉴别：①在平扫图上，肝硬化再生结节较正常肝组织密度略高；②增强扫描结节强化不明显，或不及正常肝组织，故成为低密度；或两者密度趋向一致，肝脏密度由平扫时的不均匀变为均匀；后一种情况更多见，更具有诊断意义；③门静脉内见不到癌栓，而弥漫性肝癌的门静脉癌栓发生率近 100%。

五、肝硬化再生结节至肝细胞癌的演变

在肝硬化基础上发生肝细胞癌是一个多阶段过程，在这一过程中再生结节可能是第一步。其演变过程有两种观点：①再生结节（RN）→腺瘤样增生（AH）或称为普通型 AH→不典型腺瘤样增生（AAH）→早期肝细胞癌（EHCC）→小肝细胞癌（SHCC）；②RN→发育不良结节（DN）→含局灶癌变的发育不良结节→SHCC。

1. 病理特征

（1）再生结节（RN）：是在肝硬化的基础上发生局灶性增生而形成的肝实质小岛，直径多在 0.3～1.0 cm。内含肝细胞、库普弗细胞及小胆管等正常肝组织，周围被硬化肝脏的粗糙纤维间隔所包绕。

（2）发育不良结节（DN）：最初称为腺瘤样增生，还有再生大结节、腺瘤性增生及肝细胞假瘤等名称。1994 年，国际胃肠道会议正式命名为发育不良结节。结节常 >1.0 cm，多 <2.0 cm，可达 3.0 cm 左右。无真正包膜。镜下根据细胞异形性程度又分为低度 DN 和高度 DN，分别相当于腺瘤样增生的普通型 AH 和 AHH。后者细胞异形性较明显，被认为是癌前病变。当 DN 内部出现癌灶时就称为早期肝细胞癌。

（3）小肝细胞癌（SHCC）：其定义无统一标准，国内规定直径≤3 cm 或两个相邻结节直径之和≤3 cm。包膜、脂肪变性及镶嵌模式等都是 SHCC 较为特征的病理改变。

2. CT 表现和区别

（1）平扫：SHCC 呈界限清楚的低密度；RN 和 DN 有聚铁特性，偶呈高密度。

（2）动态增强扫描：由 RN 至 SHCC 随着结节恶性程度的增高，肝动脉供血比例逐渐增加，而门静脉供血比例逐渐减少并走向结节周围。96% 的发育不良结节（DN）主要由门静脉供血，而 94% 的 HCC 主要由肝动脉供血。①HCC 于动脉期明显增强，而门静脉期又呈低密度；CTA 呈高密度，CTAP 呈低密度。②RN、DN 的血供大部分为门静脉，其增强规律与正常组织多相似；CTA、CTAP 也与肝实质同步。③一些分化较好的 SHCC 与含癌灶的 DN（即早期肝癌）、异形性明显的 DN（相当于非典型样腺瘤样增生），其血供无明显差别。因此，三者有一定重叠性，CT 表现无特异性，鉴别较困难，需结合 MR、US 等综合分析。

但对上述由再生结节至小肝细胞癌的演变过程，有时病理也难以鉴别。

六、肝癌术后复发及鉴别诊断

1. 肝癌术后复发的病理机制

①肝内转移和播散；②多中心起源；③术中小的病灶未被发现，而后继续生长。

术后 AFP 浓度未下降到正常，或短期内又复上升；3 个月之内又发现新病灶，或原来可疑病灶又增大，通常把它归为术后残存。如术后 AFP 降到正常，3 个月后又复升高，同时找到新病灶通常归为复发灶。复发的时间从 3 个月至 5 年不等，也有 10 年以上的。

2. 鉴别诊断

复发灶以结节型、单个居多，与原发灶 CT 表现基本相同，但需与术后残腔和纤维瘢痕鉴别。①残腔：多呈水样密度，轮廓光滑，无强化。②纤维瘢痕：靠近手术部，平扫呈低密度，无张力和占位效应，边缘较清楚，无明显强化。

（张　鹏）

第九章

神经系统疾病的 CT 诊断

第一节 颅内肿瘤

一、脑膜瘤

脑膜瘤 90%~95% 为良性，占颅内肿瘤的 13.4%，仅次于胶质瘤居第二位，发病的高峰年龄在 45 岁。女性发病多于男性，男女之比为 1：2。脑膜瘤起源于脑膜及脑膜间隙的衍生物，大部分来自蛛网膜帽状细胞，其好发部位与蛛网膜纤毛分布情况相平行，多分布于矢状窦旁、大脑凸面、蝶骨嵴、鞍结节、嗅沟、桥小脑角和小脑幕等部位。恶性脑膜瘤的生长特性、细胞形态具有恶性肿瘤的特点，并且可以发生转移。

（一）诊断要点

（1）脑膜瘤生长缓慢，病程长，颅内压增高症状多不明显，常因肿瘤生长缓慢、瘤体长得很大而临床症状轻微，出现早期症状平均要 2.5 年。

（2）局灶性症状，常以头痛和癫痫为首发症状。根据肿瘤部位不同还可出现视力、视野、嗅觉或听觉障碍及肢体运动障碍等。

（3）常引起邻近的颅骨增生、受压变薄或破坏，甚至穿破骨板使头皮局部隆起。

（4）脑电图检查：多以局限性异常 Q 波、慢波为主，背景脑电图的改变较轻微。脑膜瘤的血管越丰富 δ 波出现越明显。

（5）X 线平片：①脑膜瘤易引起颅骨的各种改变，头颅平片的定位征出现率可达 30%~60%；②颅骨内板增厚，骨板弥漫性增生，外板骨质增生呈针状放射；③局部骨板变薄和破坏的发生率为 10% 左右；④颅板的血管压迹增多。

（6）脑血管造影：①脑膜血管多为粗细均匀、排列整齐的小动脉网，动脉管腔纤细，轮廓清楚呈包绕状；②肿瘤同时接受来自颈外、颈内动脉或椎动脉系统的双重供血；③可见对比剂在肿瘤中滞留和肿瘤染色；④肿瘤周围脑血管呈包绕状移位。

（7）MRI 检查：①肿瘤内可见流空血管影；②T_1WI 肿瘤周边可见假包膜形成的低信号环；③增强时瘤体常呈均匀强化，并可见"脑膜尾征"，即与瘤体相连的硬脑膜呈窄带状强化。

（二）CT 表现

（1）CT 平扫见类圆形稍高密度、边缘清楚、具有脑外病变特征的肿块。

（2）"广基征"：肿瘤以广基与骨板、大脑镰或天幕密切相连。骨窗像见骨板骨质增生或受压变薄，偶见骨破坏。

（3）瘤内可见沙粒样或不规则钙化（10%～20%），也可发生坏死、出血和囊变。

（4）增强扫描：瘤多呈均匀一致性中度增强，瘤周水肿程度不一，占位效应明显。

（5）恶性脑膜瘤少见，肿瘤生长迅速，具有明显的侵袭性，瘤周水肿较明显。

（6）鉴别诊断：①位于脑室内的脑膜瘤多位于侧脑室三角区，易被误认为胶质瘤，但后者密度多不均匀，边界多不规则；②脑室内脉络丛乳头状瘤表现有时与脑膜瘤极为相似，但前者可引起未阻塞部分或阻塞远端发生脑积水，并常见肿瘤悬浮在脑脊液中。

二、蝶鞍区病变

（一）垂体腺瘤

垂体腺瘤是常见的良性肿瘤，约占颅内肿瘤的10%，居第三位。成年人中男女发病率相等，但分泌催乳素的微腺瘤多为女性。垂体腺瘤近年来有增多趋势，特别是育龄妇女。肿瘤对人体的危害主要包括：①垂体激素过量分泌引起一系列的代谢紊乱和脏器损害；②肿瘤压迫使其他垂体激素低下，引起相应靶腺的功能低下；③压迫蝶鞍区结构引起相应功能障碍。

垂体腺瘤在大体形态上可分为：微腺瘤（直径<1.0 cm）、大腺瘤（直径>1.0 cm）和巨大腺瘤（直径>3.0 cm）。根据垂体腺瘤形态和功能相结合新的分类为：①催乳素细胞腺瘤；②生长激素细胞腺瘤；③促肾上腺皮质激素细胞腺瘤；④促甲状腺素细胞腺瘤；⑤促性腺激素细胞腺瘤；⑥多分泌功能细胞腺瘤；⑦无内分泌功能细胞腺瘤；⑧恶性垂体腺瘤。

1. 诊断要点

（1）不同垂体腺瘤的临床表现。

1）催乳素（PRL）腺瘤：约占垂体腺瘤的31%，主要以催乳素增高、雌激素减少所致的闭经、溢乳、不育、男性乳房发育和性功能减退为临床特征。

2）生长激素（HGH）腺瘤：约占垂体腺瘤的15%，由于生长激素持续分泌过多，在青春期前表现为巨人症，成人则表现为肢端肥大症。

3）促肾上腺皮质激素（ACTH）腺瘤：占垂体腺瘤的5%～10%，过多的ACTH引起皮质醇增多症（库欣综合征），出现向心性肥胖、皮肤黑色素沉着等。

4）无功能性腺瘤：占垂体腺瘤的20%～35%，多见于中年男性和绝经后女性。当肿瘤生长较大时，压迫视交叉和垂体组织则出现头痛、视力障碍和垂体功能低下。

（2）头痛：早期约2/3的患者出现头痛，呈间歇性发作。当肿瘤突破鞍膈时疼痛则可减轻或消失，出现高颅压时头痛剧烈。

（3）视力视野障碍：肿瘤较大时，60%～80%的患者会出现不同的视功能障碍，典型者多双颞侧偏盲。随着肿瘤的增大，依次出现颞下、鼻下、鼻上象限受累，以致全盲。

（4）其他神经和脑损害：尿崩症、精神症状和颅内压增高等。

（5）其他检查。

1）内分泌检查：应用内分泌放射免疫超微测量法发现催乳素、生长激素和促肾上腺皮质激素等水平升高。

2）X 线平片：对诊断垂体腺瘤十分重要，可见蝶鞍扩大，鞍底下移或呈双底，后床突骨质吸收和破坏。

3）MRI 检查：对垂体微腺瘤的诊断优于 CT，垂体内常见低信号区，并见垂体上缘饱满、垂体柄和神经垂体的移位。

2. CT 表现

（1）垂体大腺瘤。

1）CT 平扫见鞍内及鞍上池处圆形或类圆形等密度（63%）或稍高密度（26%）肿块。

2）肿瘤密度多较均匀，少数因坏死、囊变和钙化而致密度不均，钙化少见，为 1% ~14%。

3）增强扫描肿瘤呈均匀性或环形中度强化。

4）肿瘤向上生长突破鞍膈，在冠状位上为哑铃状称为"束腰征"，肿瘤大时向上侵犯鞍上池和视交叉；向下侵犯蝶窦；向两侧侵犯海绵窦。

5）鉴别诊断：①颅咽管瘤和囊性垂体腺瘤不易鉴别，但前者典型者呈蛋壳样钙化灶，后者钙化少见，在冠状位图像上，如肿瘤基底部紧贴鞍底或鞍底骨质受侵，多为垂体腺瘤；②鞍区脑膜瘤多在鞍上，具有"广基征"和沙粒样钙化，邻近骨质增厚对两者鉴别很有帮助。

（2）垂体微腺瘤。

1）直接征象：增强早期在垂体腺中出现类圆形、边界较清、局限性低密度区。延迟扫描微腺瘤呈等密度或高密度，所以扫描时间要早（图 9-1A）。

2）间接征象：①垂体高度异常，垂体腺瘤 40% ~82% 有垂体高度增加（垂体正常高度：男性 <7 mm，女性 <9 mm）（图 9-1B），但正常高度的垂体内发现微腺瘤也并不少见；②垂体上缘膨隆，78% ~84% 的病例可见此征象，膨隆可以居中，但偏侧更有意义（必须注意青年女性正常垂体上缘可轻度隆起，垂体高度可达 10 ~12 mm）（图 9-1C）；③垂体柄偏移，占 18% ~32% 的病例（图 9-1D）；④一侧鞍底局限性下陷或骨质改变（58% ~63%）；⑤"血管丛征"，动态 CT 扫描时，肿瘤使垂体内毛细血管床受压、移位称为血管丛征；垂体毛细血管床表现为圆形血管丛，位于中线，垂体柄前，直径 3 ~4 mm，有的分散在垂体上方，表现为一平行的带状影。

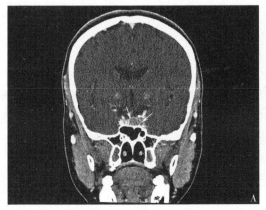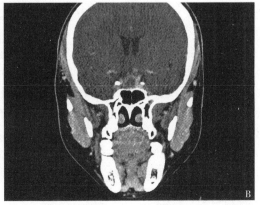

图 9-1

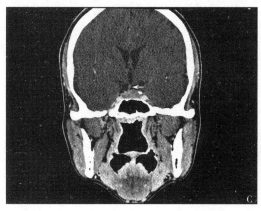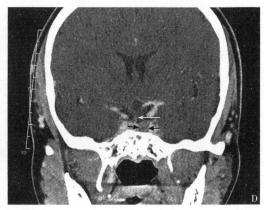

图9-1 垂体微腺瘤

A. 增强扫描冠状位于垂体腺偏左见一类圆形局限性低密度区（↑），其上缘稍膨隆；B. 增强扫描冠状位垂体腺内较大类圆形低密度区，垂体高度较明显增加，相应鞍底骨质显示吸收变薄；C. 增强扫描冠状位见垂体上缘明显膨隆，垂体腺偏左密度略低，垂体柄稍向右移（↑）；D. 增强扫描冠状位见垂体腺偏左局限性低密度区（短↑），局部上缘稍显膨隆，垂体柄明显右移（长↑）

（二）拉特克囊肿

拉特克囊肿是起源于垂体拉特克囊的先天性发育异常，又称为垂体囊肿、上皮黏液囊肿、上皮样囊肿和垂体胶样囊肿等。胚胎期的垂体拉特克囊大多数退化消失，只有个别的没有退化，形成拉特克囊肿。在13%～22%的尸检中，垂体远部和中间部可发现拉特克囊肿。多见于中年女性，男女发病之比为1：2。

1. 诊断要点

（1）大部分患者无症状，有症状者仅占颅内肿瘤患者的1%，以头痛、视力障碍、闭经、性欲减退等为主。

（2）临床上垂体拉特克囊肿术后很少复发，预后良好，而囊性颅咽管瘤容易复发，预后不良。

（3）MRI信号多样，通常在 T_1WI 表现为低信号、高信号或等信号，T_2WI 常为高信号，其信号变化主要取决于囊液中的蛋白质浓度和继发出血的时间。

2. CT表现

（1）拉特克囊肿形状多为圆形、卵圆形，边缘清晰，无分叶。

（2）大多数病例中蝶鞍是不扩大的。

（3）CT平扫多表现鞍内及鞍上圆形囊性低密度区，多为均匀低密度，有时接近脑脊液，少数为等密度或高密度，多为囊液内蛋白含量较高或继发出血引起，囊壁边缘清楚，可出现钙化。

（4）增强后囊肿一般不强化，当并发感染时，囊壁增厚并可强化。

（5）少数患者出现强化可能是由于残余垂体组织或周围组织受压引起的炎性反应，导致反应性血管增生。

（6）鉴别诊断：①囊性颅咽管瘤多为青少年发病，病变多位于鞍上向鞍内生长，有时与鞍底存在一定距离，而拉特克囊肿主体均位于鞍内并向鞍上生长，颅咽管瘤囊壁钙化概率明显高于拉特克囊肿；②垂体腺瘤的特征性表现为"束腰征"，肿瘤多为实性，增强后实性部分均匀增强；③蛛网膜囊肿，鞍区少见，增强扫描拉特克囊肿位于垂体前后叶之间或靠近垂体柄前上方，而蛛网膜囊肿使强化的垂体和垂体柄受压向后下方移位。

（三）空泡蝶鞍综合征

空泡蝶鞍综合征（ESS）简称"空鞍征"，是指蝶鞍被脑脊液所占据，致蝶鞍扩大，垂体受压缩小，临床出现占位症状及内分泌改变的一组综合征。鞍隔唯一开口由垂体柄通过，通常可防止脑脊液进入鞍内，当出现鞍膈先天性缺陷、脑脊液压力升高、鞍区蛛网膜粘连、垂体病变及某些内分泌因素作用时，垂体回缩而致空泡蝶鞍。原发性空泡蝶鞍综合征中男性略多于女性，年龄在 15~63 岁，以 35 岁以上者居多。

1. 诊断要点

（1）临床表现多有头痛、肥胖、视力减退和视野缺损，伴颅内压增高。

（2）少数患者有内分泌失调，以性功能减退为主，也可出现下丘脑综合征，女性月经紊乱、溢乳等。

（3）儿童多见生长激素缺乏所致的身材矮小、骨骼发育不良和甲状腺功能低下等表现。

（4）X 线平片：显示蝶鞍扩大，呈球形或卵圆形。蝶鞍骨质多有吸收，蝶鞍背、后床突可近于消失，颅骨其他结构可有轻度骨质吸收，此与慢性颅内压增高有关。

（5）MRI 检查：垂体组织受压变扁，紧贴于鞍底，鞍内充满水样信号的物质，垂体柄居中，鞍底明显下陷。

2. CT 表现

（1）CT 平扫见鞍内水样低密度区，增强后无强化。

（2）横断面图像可显示扩大的垂体窝，窝内垂体萎缩，充满低密度的脑脊液。

（3）冠状位图像见扩大的蛛网膜下隙占据蝶鞍上方，垂体受压，可伴蝶鞍扩大。

三、松果体区肿瘤

主要分为两大类：生殖细胞肿瘤（75%）和松果体细胞肿瘤（25%），前者以生殖细胞瘤最常见，其次为畸胎瘤（包括恶性畸胎瘤），而内皮窦瘤和原发于颅内的绒毛膜上皮癌极为少见；后者指发生于松果体实质细胞的肿瘤，包括松果体细胞瘤和松果体母细胞瘤。

（一）生殖细胞肿瘤

生殖细胞肿瘤的发病率占颅内肿瘤的 0.5%~2%，多见于松果体区及鞍上。生殖细胞瘤占生殖细胞肿瘤的 65%，也是松果体区最为常见的肿瘤，占松果体区肿瘤的 50% 以上，发病年龄高峰为 12~14 岁，平均年龄 10 岁，男女发病之比为 2.24∶1。肿瘤为高度恶性，浸润性生长，可引起种植转移和远处转移。发生在松果体区者以男性占绝大多数，位于鞍上者则以女性较为多见。

畸胎瘤和恶性畸胎瘤构成肿瘤的内容十分广泛，通常由两个胚层甚至三个胚层来源的组织构成，占颅内肿瘤的 0.5%~1%，常见于 20 岁以下的男性少年及儿童。约半数位于松果体区，其次见于鞍区、脑室脉络丛及桥小脑角等部位，恶性畸胎瘤边界可不清楚，诊断取决于肿瘤是否伴有生殖细胞瘤及绒毛膜上皮癌的成分。

1. 诊断要点

（1）颅内压增高：早期即可出现，患者可有头痛、呕吐、视神经盘水肿及视力减退、外展神经麻痹等症状。

（2）邻近结构受压征。

1）帕里诺综合征：眼球上下运动障碍、瞳孔散大或不等大。

2）听力障碍：出现耳鸣及听力减退。

3）共济障碍：出现躯干性共济障碍及眼球震颤，表现为步态不稳、协调动作迟缓及龙贝格征阳性。

4）下丘脑损害：主要表现为尿崩症，少数可出现嗜睡等。

（3）内分泌紊乱症状：性征发育紊乱，主要为性早熟。

（4）脑脊液检查：本瘤易发生肿瘤细胞脱落。

（5）肿瘤标志物检测：血清及脑脊液中的甲胎蛋白（AFP）和绒毛膜促性腺激素（HCG）升高，并可作为疗效评定及复发监测的重要手段。

（6）X线平片：主要表现为颅内压增高征象及松果体区异常钙化，10岁以下的儿童出现松果体区钙化斑或10岁以上其直径超过1 cm者，应高度怀疑松果体区肿瘤的可能性。

2. CT表现

（1）生殖细胞瘤。

1）平扫见松果体区或第三脑室后部卵圆形或不规则形边界清楚的等密度或稍高密度肿块。

2）松果体钙化增大且被包埋于瘤块之中是此瘤的特征性表现（图9-2A），肿瘤本身也可见小结节状及斑点状钙化，平扫钙化率显示可达70%左右。

3）肿瘤易沿脑脊液通道发生种植转移（图9-2B），室管膜受累可见其明显增厚且厚薄不均（图9-2C）。

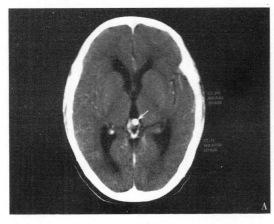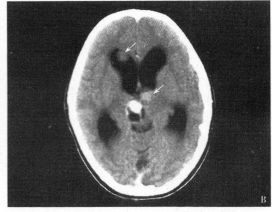

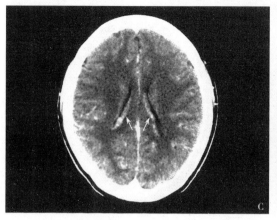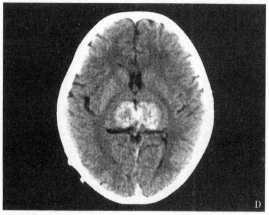

图 9-2　生殖细胞瘤

A. 增强扫描见松果体区松果体钙化增大（↑）且部分被包埋于强化瘤体之中，幕上脑室稍显扩大积水；B. 增强扫描见松果体区不均匀强化病灶，且见松果体钙化增大，另见两侧侧脑室前角球形种植转移灶（↑）；C. 增强扫描见两侧侧脑室体部室管膜明显增厚、强化且厚薄不均（↑）；D. 增强扫描见两侧丘脑、松果体区及第三脑室后部不均匀强化较大肿块

　　4）增强扫描肿瘤多呈均匀性中度强化，少数瘤体因坏死、囊变呈不均匀强化。瘤周常无水肿（图 9-2D）。

　　5）具有恶性特征的生殖细胞瘤则常形态不规则、密度不均、边界不清，常沿脑室壁蔓延生长，并可侵犯周围脑组织。

　　（2）畸胎瘤。

　　1）平扫见类圆形或分叶状肿块，密度不均匀，边界清楚（图 9-3A）。

　　2）囊性者囊液 CT 值为 –20 HU 左右。

　　3）瘤内可见脂肪、钙化灶，有时可见具有特征性的高密度骨骼或牙齿样结构（图 9-3 B）。

　　4）肿瘤的实性部分增强时表现为不同程度强化（图 9-3C、D）。

　　5）恶性畸胎瘤实质部分多，肿瘤边界不清，强化时实性部分明显强化，且不规则。

　　6）鉴别诊断：生殖细胞瘤密度较高且均匀，极少囊变且无脂肪成分。

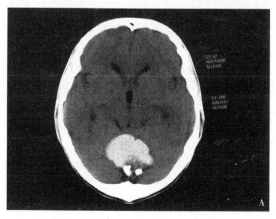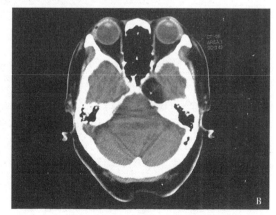

图 9-3

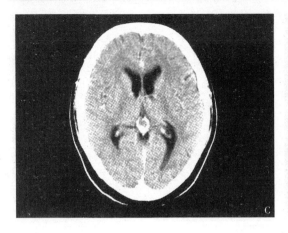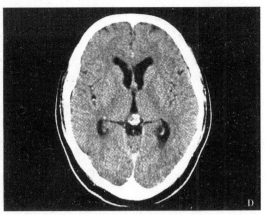

图 9-3 畸胎瘤

A. CT 平扫见后颅窝中线分叶状高密度肿块，其后缘见多发钙化灶；B. CT 平扫见左颞叶底部近中线处混杂密度病变，其内含较多脂肪成分；C、D. 增强扫描见松果体区类圆形含多发钙化球形肿块

（二）松果体细胞瘤和松果体母细胞瘤

松果体细胞瘤和松果体母细胞瘤发病率很低，年龄分布较广，松果体细胞瘤多见于成人，儿童多为松果体母细胞瘤，男女发病率基本相等，肿瘤恶变后易沿脑脊液循环播散，形成蛛网膜下隙种植。

1. 诊断要点

（1）颅内压增高：早期易发生梗阻性脑积水及颅内压增高。

（2）邻近脑受压征。

1）眼征：眼球向上下运动障碍、瞳孔散大或不等大等。

2）听力障碍：双侧耳鸣和听力减退。

3）小脑征：躯干性共济失调及眼球震颤。

4）下丘脑损害：表现为尿崩症、嗜睡和肥胖等。

（3）内分泌症状：表现为性征发育停滞或不发育。

（4）其他症状：松果体细胞瘤和松果体母细胞瘤可发生沿脑脊液循环播散性种植。

（5）X 线平片：多数患者可显示颅内压增高，病理性钙化少见，此特点有别于该部位好发的生殖细胞瘤和畸胎瘤等。

2. CT 表现

（1）松果体细胞瘤

1）CT 平扫见第三脑室后方松果体区圆形或卵圆形等密度或稍高密度肿块。

2）松果体钙化常被推挤后移。

3）瘤体大多密度均匀，边缘清楚，无水肿，少数瘤内偶见不规则钙化斑。

4）肿瘤可造成第三脑室后部受压，并呈"杯口状"局限性扩大、前移。

5）增强扫描多呈均匀强化。

（2）松果体母细胞瘤

1）高度恶性肿瘤，常有坏死和出血。

2）CT 平扫见第三脑室后部卵圆形或不规则形混杂密度肿块，边界不清。

3）强化常不均匀或呈环形增强。

4）松果体细胞瘤和松果体母细胞瘤均可发生脑室系统的播散性转移。

（3）鉴别诊断：生殖细胞瘤松果体钙化常被肿瘤所包埋，肿瘤本身也可见钙化，而松果体瘤松果体钙化常被推挤后移，瘤体内偶见钙化，松果体母细胞瘤并常见坏死和出血。

（王长城）

第二节 脑血管病变

一、脑出血

脑出血是指脑实质内的出血。按病因分为外伤性和非外伤性两类，后者又称为原发性或自发性脑出血，为脑内的血管病变、坏死、破裂而引起的出血，如高血压、动脉瘤、血管畸形、血液病和脑肿瘤等。以高血压性脑出血最为常见，本节作重点叙述。

高血压性脑出血，其发生率约占脑出血的 40%，发病率在脑血管疾病中仅次于脑梗死，占第二位，但死亡率却占脑血管病的首位。多见于 50 岁以上成人，男女发病率相似。一般认为是在原发性高血压和脑动脉硬化的基础上，在血压骤升时引起脑小动脉破裂所致。出血部位多见于基底节，约占脑出血的 2/3，其次为丘脑、脑干、小脑，也可见于大脑半球脑叶。脑出血一般分为急性期、亚急性期和慢性期。血肿及周围脑组织在不同时期的 CT 表现与血肿形成、吸收与囊变三个阶段的病理过程基本一致。血肿破入脑室可使血液流入脑室系统和蛛网膜下隙。

（一）诊断要点

（1）高血压性脑出血多有高血压病史，常在情绪激动或过度体力活动时发病。

（2）起病急骤，多为突然发病，常有剧烈头痛、频繁呕吐、血压升高、语言不清等，病情发展迅速，很快就出现偏瘫、失语及不同程度的意识障碍，甚至昏迷。

（3）除以上一般表现外，各部位出血还可出现相应的症状和体征，常见的出血部位如下。

1）基底节出血：常累及内囊，可见典型的偏瘫、偏身感觉障碍和偏盲"三偏征"。

2）脑干出血：多见于脑桥出血，常有持续性高热、针尖样瞳孔、面部和四肢瘫痪或交叉瘫，严重的可在数分钟内进入深度昏迷。影响脑干呼吸中枢可出现呼吸不规则，于早期就出现呼吸困难。

3）小脑出血：可引起病侧肢体共济失调，但瘫痪不明显，大量出血压迫脑干，甚至发生枕大孔疝。

4）脑室出血：①脑内血肿破入脑室，往往在起病后 1~2 小时进入深度昏迷，出现四肢抽搐或四肢瘫痪；②可有脑膜刺激症状，双侧病理反射阳性；③呼吸深沉带鼾声，脉搏快速微弱且不规则，血压不稳定，体温升高等。

（4）MRI 检查：脑出血的 MRI 信号改变可分为五期。

1）超急性期：MRI 不如 CT，但对于出血 3 天后病程演变的观察则优于 CT。

2）急性期（<3 天）：血肿在 T_1WI 为等信号，在 T_2WI 为低信号。

3）亚急性期：在较早阶段 T_1WI 血肿边缘出现环状高信号，由周边开始逐渐向内发展；血肿出现后 6～8 天，T_2WI 也呈高信号，从周边向中央扩散。

4）慢性期（≥15 天）：血肿在 T_1WI、T_2WI 均为高信号，在 T_2WI 上血肿与水肿之间出现低信号环。增强扫描也呈环形强化。

5）残腔期（>2 个月）：形成一类似脑脊液的囊腔，T_1WI 为低信号，T_2WI 为高信号。

（5）腰椎穿刺：如脑出血破入脑室或蛛网膜下隙，脑脊液为血性。

（二）CT 表现

1. CT 平扫

（1）血肿及周围脑实质密度依病期不同表现各异。

1）新鲜血肿表现为脑内边界清楚的高密度区，呈肾形、椭圆形、不规则形，密度均匀，CT 值为 50～80HU，血肿周围常有一低密度坏死水肿带。

2）发病后 3～7 天，高密度血肿边缘模糊变淡，溶解与吸收逐渐向中心扩展，周围低密度环影增宽，高密度灶向心性缩小，血肿 CT 值下降，1 个月以后形成等密度或低密度灶。

3）2 个月后，血肿完全吸收液化形成囊腔，密度与脑脊液相似。

（2）血肿及周围水肿引起占位效应。

1）占位效应与血肿大小、水肿轻重、位置深浅有关，血肿越大占位效应越明显，可并发脑疝。

2）血肿及周围水肿引起占位效应于 1～4 周内的出现率在 90% 以上，一般在出血后 2 周水肿最明显，占位效应最重。

3）2 周后，随着血肿吸收和水肿减轻，占位效应也逐渐缓解。

4）2 个月后，占位效应消失，囊腔缩小，可有邻近脑组织萎缩改变。

（3）急性期脑出血可破入脑室或蛛网膜下隙。

1）进入脑室的血液可累及一侧、两侧侧脑室或全部脑室系统。

2）少量积血仅见于侧脑室后角或三角区，与上方脑室的脑脊液形成一液血平面，大量出血则可形成脑室铸型。大量蛛网膜下隙出血可显示积血部位的脑池铸型。

3）CT 往往可发现血肿破入脑室的途径，以基底节内囊区血肿破入侧脑室最为多见。

4）脑室内积血较脑内血肿吸收快，1～3 周可完全吸收。

（4）血块堵塞脑脊液循环，可引起脑积水。

2. 增强扫描

（1）新鲜血肿无强化。出血后 1 周表现为血肿周围环形增强，环影可将环外低密度水肿与环内低密度血肿周边吸收带分开，中心高密度灶不强化。环形强化可持续 2～3 个月，以 4～6 周时为最明显。

（2）一般在急性期和慢性期因 CT 表现较为典型，不需要增强扫描。只有在血肿呈等密度时，增强意义较大。

3. 鉴别诊断

根据以上 CT 表现，脑出血诊断一般不难，但要明确是否为高血压性脑出血，则需要与外伤性脑出血、颅内动脉瘤破裂、动静脉畸形（AVM）血管破裂所致的脑出血、脑肿瘤出血及出血性脑梗死等相鉴别。

二、脑梗死

脑梗死是指因脑血管阻塞而造成的脑组织缺血性坏死或软化。在急性脑血管疾病中脑梗死占 50% 以上，发生于 40 岁以上者为多，最多见于 55～65 岁。其原因有：①脑血栓形成，继发于脑动脉粥样硬化、动脉瘤、血管畸形、感染或非感染性动脉炎等，以脑动脉粥样硬化引起血栓形成最常见；②脑栓塞，如血栓、气体和脂肪栓塞；③低血压和凝血状态。根据脑梗死的病理改变，可分为三期，即缺血期、梗死期和液化期，CT 能很好地反映各期病理变化。

脑梗死临床类型主要包括动脉粥样硬化血栓性脑梗死、栓塞性脑梗死和腔隙性脑梗死，另有 30%～40% 在临床上不易分清为哪一型。脑梗死可发生在脑内任何部位，但以大脑中动脉供血区为多，梗死的范围与阻塞血管大小、血流量多少及侧支循环建立状况等有关。脑的穿支动脉闭塞后，可引起大脑深部，尤其是基底节、内囊、丘脑、半卵圆中心、皮质下白质等部位较小的梗死，直径为 5～15 mm，称为腔隙性脑梗死。在脑梗死基础上，原梗死区内又发生脑出血称为出血性脑梗死。

（一）诊断要点

1. 脑梗死临床表现

取决于脑损害的部位和大小，常见的临床表现如下。

（1）神经系统功能障碍：主要表现有头晕、头痛，部分患者有呕吐及精神症状，一般在最初 24 小时发展至高峰，可有不同程度昏迷。

（2）受累血管分布区脑部损害：如"三偏征"、失语、抽搐、共济失调等，较重的可表现为意识丧失、两便失禁、呼吸不规则。

2. 不同类型脑梗死的临床特点

（1）动脉粥样硬化性脑梗死。

1）发病年龄较高，常伴有动脉粥样硬化或高血压、糖尿病。

2）常于安静状态下发病，尤其是晨间睡醒后发现症状，发病前可能有短暂脑缺血发作史。

3）症状常在几小时后逐渐加重。

4）意识常保持清晰，但局部脑损害症状比较明显。

（2）栓塞性脑梗死。

1）发病年龄不一，以中青年居多。

2）起病急骤，大多无前驱症状，起病后在很短时间内症状可发展至高峰，也可因反复多支血管栓塞，在数天内呈阶梯式进行性恶化。

3）多数患者表现为失语、上肢单瘫、偏瘫、局灶性抽搐等。偏瘫以面部和上肢为重，少数患者表现为共济失调、交叉性瘫痪。

4）栓子来源分为心源性或非心源性，如同时伴有其他脏器栓塞存在则有助于脑栓塞的诊断。

（3）腔隙性脑梗死。

1）发病年龄大多在 50 岁以上，患者常有高血压动脉硬化、糖尿病、高脂血症。

2）呈急性或亚急性起病，多无意识障碍。

3）临床表现大多较轻，但颇为复杂，常见的有纯运动性卒中，伴有运动性失语的运动性卒中、纯感觉性卒中及感觉运动性卒中等。

（4）出血性脑梗死：临床表现差别较大，部分患者可在脑梗死发生后，症状再次加重，有的患者仅表现有脑梗死症状，以后的病程无明显波动。

3. MRI 检查

应用 MRI 弥散成像和灌注成像可于梗死后数小时就发现病灶。在梗死区主要表现为 T_1WI 低信号，T_2WI 高信号。对于腔隙性梗死灶 MRI 比 CT 可更早期显示出较小病灶，明显优于 CT 检查。

4. 脑血管造影

可直接显示血管闭塞，但不能显示脑梗死。

（二）CT 表现

1. 缺血性脑梗死

（1）CT 平扫。

1）仅少数患者于发病 6~24 小时内出现边界不清稍低密度灶，而大部分患者于 24 小时后才可见边界较清楚的低密度灶，密度可不均匀；其部位及范围与闭塞血管供血区一致，可同时累及皮质与髓质，多呈三角形或楔形。发生在分水岭区域的脑梗死多呈线条形。

2）发病 1~2 周，梗死区的密度进一步降低，且逐渐均匀一致，边界更加清楚。

3）发病 2~3 周，梗死区密度较前升高，病灶范围可缩小，变得不清楚，较小的病灶可完全变为等密度，称为"模糊效应"。

4）发病 4~8 周，梗死灶的密度逐渐下降，与脑脊液密度相近，最后可形成囊腔。

（2）增强扫描。

1）一般梗死后 3~7 天即可出现强化，2~3 周发生率最高，且强化最明显，可持续 4~6 周。

2）梗死灶强化形态可多种多样，多数表现为脑回状或斑点状、团块状。

（3）占位效应。

1）梗死灶由于并发脑水肿而出现占位效应，其程度依梗死区大小不同可造成局灶性或广泛性脑室系统变形、推移和中线结构移位。

2）占位效应在发病当天即可出现，病后 1~2 周最为显著。

3）发病 2 周以后占位效应由重转轻，逐渐消失，最后囊腔形成，可出现负占位效应，邻近脑实质萎缩，脑沟、脑池增宽，脑室扩大，中线结构可向患侧移位。

2. 腔隙性脑梗死

（1）CT 平扫。

1）一般在发病后 48~72 小时可表现为圆形、卵圆形低密度灶，边界不清。4 周左右形成脑脊液样低密度软化灶。

2）多位于基底节内囊区、丘脑、脑室旁深部白质、脑桥等，罕见累及皮质。

3）病灶大小一般为 5~15 mm，>15 mm 为巨大腔隙灶。

（2）增强扫描：在发病后 2~3 周可以出现强化现象。

（3）占位效应：无明显占位效应。

3. 出血性脑梗死

（1）CT 平扫：常于发病后 1 周至数周，在三角形或楔形低密度梗死区内出现不规则斑片状高密度出血灶，边界不规则。

（2）增强扫描：在梗死的低密度区中仍可显示脑回状、斑片状强化。

三、皮质下动脉硬化性脑病

皮质下动脉硬化性脑病又称为宾斯旺格病、进行性皮质下血管性脑病。为老年人在脑动脉硬化基础上，大脑半球白质弥漫性脱髓鞘性脑病大多发生在 50 岁以上，在老年人中发病率为 1% ~5%，男女发病率相等。主要累及侧脑室周围、半卵圆中心等皮质下脑深部白质，多为双侧性，常伴有腔隙性脑梗死、脑萎缩。临床主要表现为进行性痴呆。

（一）诊断要点

（1）2/3 为慢性发病，1/3 为急性发病。病情可缓解，并反复加重。

（2）临床主要表现为缓慢进行性痴呆，记忆力、认知功能障碍，情感和人格改变，表情淡漠，妄想，轻度精神错乱。

（3）反复发生神经系统局灶性症状，可出现偏瘫、肢体无力、失语等。

（4）MRI 检查：双侧脑室旁深部白质及半卵圆中心大小不等的异常信号，呈长 T_1 和长 T_2，形状不规则，边缘不清，无占位效应。

（二）CT 表现

（1）CT 平：扫侧脑室周围及半卵圆中心脑白质可见斑片状低密度影，以侧脑室前角、后角周围最为明显，严重者大脑各叶白质可全部明显累及，往往双侧对称分布。

（2）增强扫描：白质强化不明显，灰白质密度差增大。

（3）可伴有不同程度的弥漫性脑萎缩改变，脑室系统扩大，脑沟、脑池增宽。

（4）常合并有基底节区、丘脑、脑室旁白质单发或多发性腔隙性梗死灶。

四、蛛网膜下隙出血

蛛网膜下隙出血是指颅内血管破裂后血液流入蛛网膜下隙。按病因分为外伤性和自发性两大类，前者有颅脑外伤病史；后者可因颅内动脉瘤、高血压动脉硬化和颅内血管畸形等所致血管破裂而引起，其中颅内动脉瘤是引起蛛网膜下隙出血最常见的原因，约占其 50%。本节主要叙述自发性蛛网膜下隙出血，发病率占急性脑血管疾病的 7% ~15%。发病年龄不等，成人多见，以 30 ~40 岁年龄组发病率最高，男性稍多于女性。

（一）诊断要点

（1）发病急，往往都是突然起病，之前常有过度劳累、情绪激动、咳嗽、用力排便等明显诱发因素。

（2）临床主要表现：突发性剧烈头痛、呕吐、意识障碍、抽搐、偏瘫、脑膜刺激征阳性等。

（3）腰椎穿刺：血性脑脊液为本病确诊依据。

（4）脑血管造影：可以显示蛛网膜下隙出血所造成的脑血管痉挛等征象，可帮助明确蛛网膜下隙出血的原因。

（5）MRI 检查：在急性期 MRI 显示不如 CT，但对于亚急性或慢性期的诊断 MRI 则优于 CT。于出血 1 周后，在 CT 图像上的高密度影像已消失，而 MRI 图像上亚急性期可在蛛网膜下隙内出现局灶性短 T_1 信号；慢性期则在 T_2 像上出现低信号，较具特征性。

（二）CT 表现

（1）直接征象：表现为基底池、侧裂池及脑沟内较为广泛的高密度区，出血量大时呈铸型。

（2）蛛网膜下隙出血在 1 周内易显示，CT 的发现率可达 80%～100%。CT 扫描往往能确定出血部位和明确病因。

（3）随着出血后时间的延长，血液密度逐渐减低，一般在出血 1 周后可与脑组织呈等密度，此时可依据基底池和脑沟消失来作出诊断。

（4）蛛网膜下隙出血后，往往伴有脑血管痉挛，常可并发脑缺血、脑梗死、脑水肿等。

（5）常可并发脑积水。

五、脑颜面血管瘤病

脑颜面血管瘤病，又称为脑三叉神经血管瘤、面部和软脑膜血管瘤病、斯德奇—韦伯综合征。为先天性神经皮肤血管发育异常，此综合征少见，主要为一侧大脑半球顶枕区软脑膜血管瘤，以静脉性血管瘤为主。单侧多见，较少累及双侧。并有同侧颜面三叉神经分布区紫红色血管瘤，常伴有患侧大脑发育不良或皮质萎缩及钙化。

（一）诊断要点

（1）同侧颜面三叉神经分布区，特别是面上部、眼睑的紫红色血管瘤。

（2）约 90% 患者出现癫痫发作。常有智力发育障碍和精神异常。

（3）对侧肢体轻度偏瘫，感觉异常。少数患者可出现青光眼、眼球突出、隐睾及脊柱裂等。

（4）X 线平片：可见顶枕区双轨状弧形钙化。

（5）脑血管造影：可显示皮质表面静脉减少或完全消失，大脑深部静脉可增粗。

（6）MRI 检查：在 MRI 图像上钙化呈低信号，软脑膜的异常血管也呈扭曲的低信号，如有静脉血栓形成会使血流缓慢，有时也可呈团簇状高信号表现。增强扫描可发现软脑膜血管畸形。

（二）CT 表现

（1）CT 平扫于患侧顶枕区沿大脑表面显示弧线状或脑回状钙化。钙化周围可见脑梗死灶，偶见脑出血。

（2）伴有患侧大脑发育不良或皮质萎缩、脑沟及蛛网膜下隙增宽。

（3）少数可有同侧颅腔缩小、颅板增厚等表现。

（4）增强扫描可见皮质表面软脑膜异常血管呈脑回状或扭曲状强化，并有向深部引流的扭曲静脉。

（张　兵）

第三节　颅脑外伤

一、颅骨损伤

颅骨损伤包括骨折和颅缝分离。颅骨骨折按部位可分为颅盖骨折及颅底骨折；根据骨折处是否与外界相通，分为闭合性骨折及开放性骨折；按骨折的形态不同又可以分为线形骨折、凹陷骨折、粉碎骨折等。颅缝分离是颅骨损伤的另一种形式，较为少见，常发生于儿童和青年，且常与线形骨折合并发生。

（一）诊断要点

（1）有明确外伤史。

（2）颅盖骨折主要有三种形态，即线形骨折、凹陷骨折和粉碎骨折，其发生率以顶骨、额骨为多，其次为枕骨和颞骨。

（3）颅底骨折常合并颅盖骨折，多以线形骨折为主，可以仅限于某一颅窝，也可横行穿过两侧颅底或纵行贯穿前、中、后颅窝，并常累及鼻窦或乳突气房，可引起以下临床表现。

1）前颅窝骨折：常可引起脑脊液鼻漏或气颅，眼眶周围呈紫色瘀斑（俗称熊猫眼），有的还可引起嗅觉障碍、眼球突出、不同程度的视力障碍。

2）中颅窝骨折：往往可造成脑脊液耳漏、听力障碍和面神经周围瘫痪、耳后迟发性瘀斑，若骨折伤及海绵窦可出现伴随脑神经损伤征象，有的可引起颈内动脉假性动脉瘤或海绵窦动静脉瘘。

3）后颅窝骨折：可以表现为颈部肌肉肿胀，乳突区皮下迟发性瘀斑及咽后壁黏膜淤血、水肿等征象。

（4）明确有无颅骨骨折主要依靠 X 线头颅摄片检查，X 线片还能显示枕骨骨折或者颅颈交界处脱位、骨折。

（5）CT 对于发现颅骨骨折的概率虽不如头颅平片，但对凹陷性骨折、粉碎性骨折的观察及发现并发的颅内外血肿，则优于平片。CT、MRI 检查对后颅窝骨折，尤其是颅颈交界处损伤有重要意义。

（二）CT 表现

1. 直接征象

（1）CT 在骨窗像上能清晰显示较深的凹陷性骨折、粉碎性骨折及穿透性骨折，可以了解碎骨片部位、范围、数目、大小，测量出凹陷性骨折的深度。但是对于无分离的线形骨折或较轻的凹陷性骨折，CT 观察有时有一定的难度，要特别注意和血管沟、颅缝及神经血管孔等结构区别。

（2）可以发现并发的颅内外血肿。

（3）CT 检查易发现颅底骨折。

（4）观察颅缝分离往往需要双侧对比，一般标准为双侧颅缝相差 1 mm 以上，单侧缝间距成人 >15 mm、儿童 >2 mm 即可诊断。颅缝分离可发生于各缝，以人字缝为多，常合并线形骨折。

2. 间接征象

（1）外伤后颅内积气是骨折的一个间接征象，特别是颅底部位的骨折。

（2）外伤后鼻窦或者乳突气房内可见气—液平面或充满液体，这也是颅底骨折的一个间接征象，并常可根据积液部位推测骨折部位。额窦、筛窦积液常见于前颅窝骨折，蝶窦积液可能为中颅窝骨折，乳突气房积液则可能为后颅窝骨折。

二、硬膜外血肿

硬膜外血肿是指外伤后积聚在硬膜外腔的血肿。硬膜外血肿占全部颅脑损伤的2% ~ 3%，占全部颅内血肿的30%，成人多见，小儿较少发生。绝大多数是由于颅骨骨折引起脑膜中动脉撕裂，形成急性硬膜外血肿；少数为静脉源性，血肿形成晚，可呈亚急性或慢性病程。硬膜外血肿大多位于颞部，其次是额部、顶部。由于颅板与硬脑膜紧密相贴，故血肿范围较局限。

（一）诊断要点

（1）硬膜外血肿多发生于头颅直接损伤部位，常为加速性头颅外伤所致。

（2）硬膜外血肿可继发于各种类型的颅脑损伤，由于原发性脑损伤程度不一，血肿部位又有不同，意识变化也有不同表现。①伤后出现昏迷→中间意识清醒（好转）→继发再昏迷，为硬膜外血肿典型的意识表现。②伤后无昏迷，至颅内血肿形成后，逐渐出现颅内压增高及意识障碍。③伤后持续昏迷，且进行性加深。

（3）出现头痛、呕吐、躁动不安等颅内压增高表现，并可以出现血压升高、呼吸和心率减慢、体温上升四曲线的典型变化。

（4）单纯的硬膜外血肿，早期较少出现神经系统体征；当血肿增大压迫脑功能区时，可表现出相应的阳性体征；当血肿继续增大出现瞳孔散大、偏瘫等征象，往往提示有脑疝形成。

（5）X线平片：可见骨折线通过脑血管沟或静脉窦。

（6）MRI检查：硬膜外血肿于颅骨内板下呈梭形，边界锐利，血肿信号特点及变化与脑出血相似。在急性期T_1WI图像上血肿呈等信号，血肿内缘可见一个低信号的硬膜，T_2WI血肿则呈低信号，在亚急性期和慢性期T_1WI和T_2WI图像上均呈高信号。

（二）CT表现

（1）急性硬膜外血肿典型CT表现为颅骨内板下梭形高密度区，边缘光滑锐利，密度多较均匀，CT值为50 ~ 90HU。

（2）约85%的急性硬膜外血肿伴有颅骨骨折，有时可见硬膜外积气。

（3）血肿范围较局限，一般不超过颅缝。如骨折跨越颅缝，硬膜外血肿也可超越颅缝。

（4）中线结构移位较轻。

（5）局部脑组织受压比较明显，血肿压迫邻近血管可出现脑水肿或脑梗死，表现为脑实质局限性低密度区。

（6）亚急性期或慢性期硬膜外血肿，可呈稍高、相等或混杂密度，最后变为低密度。血肿包膜的钙化较常见。增强扫描可显示血肿内缘的包膜增强。

三、硬膜下血肿

硬膜下血肿是发生在硬脑膜与蛛网膜之间的血肿，是颅脑损伤常见的继发损害，占颅脑损伤的 5% ~ 6%，占全部颅内血肿的 50% ~ 60%。根据血肿形或时间和临床表现可分为急性、亚急性和慢性三型。①急性硬膜下血肿，指发生于 3 天以内者，最为常见。其中复合型常为脑挫裂伤直接造成皮质血管破裂引起出血，发展迅速，预后较差；单纯型常为脑底静脉窦破裂，而脑原发损伤不明显，此型虽然出血量较大，常为双侧，但手术治疗预后较好。②亚急性硬膜下血肿，形成于伤后 4 天至 3 周，原发脑损伤常较轻，常为皮质小血管撕裂，出血较缓慢。③慢性硬膜下血肿，形成于伤后 3 周以上者，多见于中老年人。常为桥静脉断裂出血，一般不伴有脑挫裂伤，出血量少而慢，缓慢扩散。硬膜下血肿好发于额颞部，由于蛛网膜几乎无张力，所以血肿范围较广。

（一）诊断要点

1. 硬膜下血肿

一般无颅骨骨折或骨折仅位于暴力部位，常为减速性头颅损伤所致。

2. 急性硬膜下血肿

病情大多较重，且发展迅速，常表现为持续性昏迷，并呈进行性恶化，较少出现中间清醒期，生命体征变化明显，常缺乏局部定位症状，较早出现颅内压增高、脑受压和脑疝症状。

3. 亚急性硬膜下血肿

往往表现为头痛、呕吐加剧、躁动不安及意识进行性恶化。常有中间清醒期，至脑疝形成即转入昏迷。

4. 慢性硬膜下血肿

患者年龄常较大，只有轻微的外伤史，主要表现为慢性颅内压增高、神经功能障碍及精神症状。

5. MRI 检查

示血肿呈新月状凹面向颅腔，信号变化随时间而异，与硬膜外血肿相仿。

（二）CT 表现

1. 急性硬膜下血肿

（1）颅骨内板下方新月形高密度区，CT 值为 50 ~ 70HU。少数患者可因蛛网膜破裂，脑脊液进入血肿而呈等密度或低密度。

（2）血肿范围常较广，可超越颅缝，其至覆盖整个大脑半球。

（3）复合型急性硬膜下血肿常伴有脑挫裂伤，占位效应明显，中线结构移位。

（4）额底和颞底的硬膜下血肿冠状面扫描或冠状、矢状面重建有助于诊断。

2. 亚急性硬膜下血肿

（1）CT 上形态和密度均呈多样表现，形态可为新月形、半月形或过渡形（即血肿的内缘部分凹陷、部分平直或突出），血肿的密度可呈高密度、等密度、上部为低密度下部为高密度或等密度的混杂密度，少数为低密度。

（2）亚急性硬膜下血肿：在伤后 1 ~ 2 周约 70% 可变为等密度，由于等密度血肿的密度与脑组织相似，CT上不易显示，主要表现有以下占位征象。

1）患侧脑白质"推挤征"（脑白质的内移及被推挤）。

2）患侧脑沟、脑裂变窄，甚至消失，侧脑室变形。

3）中线结构向对侧移位。

4）脑灰白质界面远离颅骨内板。

5）增强扫描由于脑表面血管增强或血肿包膜强化，而使等密度血肿衬托得更为清楚。

6）双侧等密度血肿不仅与脑实质密度相似，且中线结构移位不明显，更需注意观察。

以下征象可以提示有双侧等密度血肿的存在：①两侧颅骨内板下方见无脑沟、脑回结构的新月形或半月形等密度区；②两侧脑沟、脑回受压向内移位；③两侧脑室前角内聚，夹角变小，呈"兔耳征"；④两侧脑室对称性变小，其体部呈长条状；⑤脑白质变窄塌陷。

3. 慢性硬膜下血肿

（1）血肿形状多呈梭形，也可为新月形或"3"字形。

（2）血肿的密度可因时间变化而改变，由等密度、混杂密度逐渐到低密度，但也可因再次出血或脑脊液渗入而使密度发生变化。

四、硬膜下积液

硬膜下积液又称为硬膜下水瘤，是外伤后硬膜下腔出现的脑脊液积聚，占颅脑外伤的0.5%～1%，常发生于一侧或两侧额颞部，以双侧额部为多见。硬膜下积液系颅脑外伤引起蛛网膜撕裂，形成单向活瓣，脑脊液只能进入硬膜下腔而不能回流，或液体进入硬膜下腔后，蛛网膜破裂处被血块或水肿阻塞，使脑脊液积聚在硬膜下腔。硬膜下积液可以分为急性和慢性，一般急性少见，在数小时内形成，慢性者可有包膜。

（一）诊断要点

（1）原发性脑损伤一般较轻。

（2）可以引起局部脑受压和进行性颅内压增高的表现。伤后有逐渐加重的头痛、呕吐和视神经盘水肿等表现。临床表现类似于硬膜下血肿。

（3）MRI检查：可以确诊，于颅骨内板下方见新月形长T_1、长T_2信号。

（二）CT表现

（1）颅骨内板下方新月形低密度区，发生于双侧额部多见，常深入到纵裂前部，近于脑脊液密度，密度均匀。

（2）无或只有轻微占位效应，周围无脑水肿。

（3）硬膜下积液有时可因并发出血而发展成为硬膜下血肿，复查时密度有所增高。

五、脑内损伤

（一）脑内血肿

外伤性脑内血肿是指脑实质内出血形成的血肿，多数为对冲性脑挫裂伤出血所致，也可为着力部位直接受到冲击伤所致。好发于额叶、颞叶，其次是顶叶、枕叶。血肿多较表浅，少数于脑深部、脑干及小脑等处。血肿位于深部或靠近脑室者可破入脑室，形成脑室内积血。外伤性脑内血肿大多属于急性，少数患者血肿形成较晚，在伤后24～72小时发生迟发性血肿。

1. 诊断要点

（1）外伤性脑内血肿常为多发性，且大多并有脑挫裂伤、硬膜下血肿和蛛网膜下隙出血，伤后随即可出现进行性颅内压增高及血肿附近脑组织受压征象，严重的可引起脑疝形成。

（2）根据血肿部位、脑挫裂伤程度、出血量多少的不同可表现有不同程度的意识障碍和神经系统的定位体征。

（3）颅脑外伤患者 CT 检查阴性，如果病情进行性加重或突然变化，应密切随访，以尽早发现迟发血肿。

（4）MRI 检查：能明确外伤性脑内单发或多发血肿，信号强度改变规律与高血压性脑出血基本一致，MRI 显示血肿的吸收情况较 CT 为好。

2. CT 表现

（1）外伤性脑内血肿表现为圆形或不规则形均匀高密度区，一侧或双侧，常为多发，CT 值在 50～80HU，周围可有低密度水肿带环绕，伴有占位效应，占位效应的轻重与血肿大小及血肿发生部位有关。

（2）血肿吸收一般自外周向中心逐渐变小，通常在伤后 2～4 周血肿变为等密度，4 周以上则变为低密度。血肿吸收的速度以小血肿较大血肿吸收为快；深部血肿较周边血肿吸收为快；小儿较成人吸收为快。

（3）CT 还可以显示伴发脑挫裂伤、蛛网膜下隙出血及硬膜下血肿等。

（4）外伤性脑内血肿如破入脑室，可见脑室内密度增高的血液平面，如出血充满脑室则可见脑室铸型。靠近脑表面的血肿也可破入蛛网膜下隙，造成脑裂、脑池、脑沟的填塞或密度增高。

（5）有的外伤性脑内血肿可在 48 小时后延迟出现，注意 CT 随访复查。

（二）脑挫裂伤

脑挫裂伤为脑挫伤和脑裂伤的统称，是指颅脑外伤所致的脑组织器质性损伤。常发生于暴力打击的部位和对冲部位，尤其是后者。脑挫伤可引起脑组织静脉淤血、脑水肿、脑肿胀、液化、坏死及散在小出血灶；脑裂伤有脑组织、软脑膜和血管撕裂，造成散在多发小灶出血。两者常同时合并存在，脑挫裂伤如出血较多，可发展成脑内血肿。多见于额极、颞极和颞叶底部，常伴发不同程度蛛网膜下隙出血。是最常见的颅脑损伤之一。

1. 诊断要点

（1）常有头痛、恶心、呕吐，产生颅内压增高征象，临床表现与致伤因素、受伤部位、损伤范围和程度有关。

（2）轻者可无原发性意识障碍，重者可昏迷。伤情不同，昏迷程度、时间长短各异。

（3）一般都有生命体征改变：早期都有呼吸、脉搏浅弱，节律紊乱，血压下降，常于伤后不久逐渐恢复。若持续低血压或已恢复正常随后又发生变化者要注意有无复合损伤、颅内血肿（包括脑内血肿和脑外血肿）等继发改变。

（4）脑皮质功能受损时，可出现相应的定位体征，如瘫痪、感觉障碍、局灶性癫痫等征象。

（5）如合并有蛛网膜下隙出血，常有脑膜刺激征象。

（6）MRI 检查：急性脑挫伤后引起脑水肿，T_1WI 呈等或稍低信号，T_2WI 呈高信号。脑挫裂伤的出血部分，CT 显示较 MRI 为佳，对于亚急性和慢性脑挫裂伤的显示，MRI 则优于 CT。

2. CT 表现

（1）急性脑挫裂伤的典型 CT 表现：低密度脑水肿区中呈现多发、散在点状高密度出血灶，有些可融合为较大血肿。低密度水肿区的范围可从数厘米至整个大脑半球或小脑半球，白质和灰质常都可累及，形态不一、边缘模糊，以白质区明显。

（2）占位效应：挫伤范围越大，占位效应越明显，病变部位脑池、脑沟变小、消失，如病变范围广泛，病侧脑室受压变小、闭塞，并向对侧移位。重者出现脑疝征象。

（3）病程变化：随着时间变化，轻度脑挫裂伤上述 CT 表现可逐渐消失。重者后期出现局限性和广泛性脑萎缩征象；病灶坏死液化形成囊肿时，边界光滑清楚，CT 值近似脑脊液密度。

（4）蛛网膜下隙出血：较重的脑挫裂伤常合并有蛛网膜下隙出血，表现为纵裂及脑池、脑沟密度增高。

（5）合并其他征象：如脑内血肿、脑外血肿、颅骨骨折、颅内积气等。

（三）脑水肿、脑肿胀与白质损伤

脑水肿为细胞外水肿，脑肿胀为细胞内水肿。外伤后引起的脑水肿、脑肿胀是颅脑损伤时最常见的继发性脑损害，常可合并发生，两者在 CT 检查时无法区别。

弥漫性脑损伤包括弥漫性脑水肿、弥漫性脑肿胀和弥漫性脑白质损伤。弥漫性脑白质损伤是由于颅脑外伤时受到旋转力的作用，导致脑白质、脑灰白质交界处和中心结构等部位的撕裂，造成神经轴突的剪切伤。部分患者可并发小灶性出血。

1. 诊断要点

（1）轻微脑水肿和脑肿胀多数只表现头痛、头晕、恶心、呕吐等症状，临床上可诊断为脑震荡。

（2）严重脑组织损伤造成的弥漫性脑水肿、脑肿胀可引起进行性颅高压征象，易导致脑疝形成。

（3）弥漫性脑白质损伤临床表现危重，伤后即刻意识丧失，部分患者立即死亡，有的患者可长期昏迷，甚至呈植物人状态。即使存活，也常有严重后遗症。

（4）弥漫性脑白质损伤 MRI 检查明显优于 CT，而 T_2WI 又优于 T_1WI。典型的 T_2WI 呈灰质与白质交界处和胼胝体散在、分布不对称的圆形或椭圆形异常高信号，以颞、额叶最为常见，在 T_1WI 图像上呈低信号或等信号。急性期小灶出血在 T_2WI 呈低信号，周围见高信号水肿，在 T_1WI 呈等信号，常无占位效应；亚急性期和慢性期，T_1WI 小灶出血呈高信号。

2. CT 表现

（1）脑实质密度变化。

1）脑水肿与脑肿胀 CT 表现相同，均显示为片状低密度区，CT 值可低于 20HU，可呈局限性或弥漫性，单侧或双侧。

2）双侧性弥漫性脑水肿，表现为大脑半球广泛密度减低，灰白质分界不清，测 CT 值可确定脑组织密度下降。

3）部分儿童弥漫性脑肿胀，脑实质密度反而可轻度增高。

（2）占位效应。

1）局限性脑水肿有局部占位效应，脑沟变小。

2）一侧性脑水肿，表现为一侧脑沟、脑池、脑室变小，中线结构移位。

3）两侧严重的弥漫性脑水肿可见两侧脑室普遍受压、变小，甚至脑沟、脑裂、脑池、脑室闭塞。

（3）弥漫性脑白质损伤：CT 表现甚少，在伤后 24 小时内患者病情与 CT 所见不成比例。CT 上常表现为弥漫性脑肿胀而使脑室、脑池受压变小，有时在脑灰白质交界处、胼胝体、大脑脚处见散在、多发、少量高密度小出血灶，无局部占位效应。

（四）创伤性脑梗死

创伤性脑梗死是颅脑损伤较为常见的并发症。外伤后由于脑血管本身遭受机械性损伤或血管受压、血管痉挛加上因脑外伤引起的血流动力学改变等因素，导致血栓形成、脑血管闭塞，从而使其供血部位的脑组织发生梗死。

1. 诊断要点

（1）临床表现大都在伤后 10～24 小时出现，少数患者可延至数日或数周。

（2）轻型脑损伤，如果在伤后 1～2 天病情突然加重，临床表现与脑损伤不符，可疑及此症。

（3）重型脑损伤伴有梗死的患者若明确诊断有困难时，需要密切观察，及时采用影像学检查。

（4）MRI 检查：弥散成像和灌注成像在脑缺血后数小时就可发现信号变化，1 天后在 T_1WI 上呈低信号，T_2WI 上呈高信号；当缺血区囊变时，其信号则与脑脊液相似。

2. CT 表现

（1）24 小时后可见边界不清的低密度区，其部位和范围与闭塞的动脉分布一致，CT 表现与一般缺血性脑梗死相仿。

（2）1～2 周病灶密度更低，且有不同程度的水肿和占位效应。

（3）2～3 周病灶密度相对增高，边缘反而模糊。

（4）4～8 周病灶密度又近一步减低，与脑脊液相似。

（5）增强扫描在发病后的 3～7 天可出现强化，2～3 周可见明显线状、脑回状强化影。

（五）颅脑外伤后遗症

颅脑外伤常可以遗留各种后遗症，CT 可以显示一部分残留有器质性改变的后遗症，常见的有脑萎缩、脑软化、脑穿通畸形、脑积水等。

1. 诊断要点

（1）脑萎缩：①严重的脑外伤后，约 30% 发生脑萎缩。这是由脑挫裂伤、轴突损伤、缺氧和坏死造成的；②脑萎缩分为局限性和弥漫性，以双侧额叶皮质萎缩最为明显，单纯脑髓质萎缩少见；③患者可有头痛、头晕、记忆力下降等症状，少数患者可有精神症状，幼儿期脑外伤可使脑发育停滞。

（2）脑软化：常见于脑内血肿、脑挫裂伤及创伤性脑梗死后如果吸收不良液化形成囊腔。可有局部神经功能受损、癫痫发作、偏瘫等症状。

（3）脑穿通畸形囊肿：由于脑内血肿、脑挫裂伤后，脑组织坏死液化吸收而形成软化灶，并与扩大的脑室或蛛网膜下隙相通，一般以与侧脑室相通为多。临床出现相应部位的症状和体征。

（4）脑积水：颅脑外伤后引起脑积水，有急性和慢性两种。

1）急性脑积水：发生于伤后 2 周内，多因血块阻塞脑脊液通路所致，为阻塞性脑积水，这种改变较多见，临床表现以颅内压增高为主，脑脊液蛋白含量增加。

2）慢性脑积水：发生于伤后 3 周至半年，常以脑脊液吸收障碍为主，为交通性脑积水。颅内压大多正常，患者逐渐出现痴呆、步态不稳、反应迟钝、行为异常，病情发展缓慢。

2. CT 表现

（1）脑萎缩：①弥漫性脑萎缩表现为两侧脑室扩大，脑沟和脑池增宽；②一侧性脑萎缩表现为病侧脑室扩大和脑沟增宽，中线结构向患侧移位；③局限性的脑萎缩可见相应部位脑室扩大和局部脑沟及蛛网膜下隙增宽。

（2）脑软化：脑实质内显示边缘较清楚的近似水样低密度区，CT 值稍高于脑脊液，邻近脑室扩大、脑沟和蛛网膜下隙增宽。

（3）脑穿通畸形囊肿：脑内边界清楚，脑脊液样的低密度区与脑室相通，与其相连通的相应脑室常明显扩大，多无占位效应。

（4）脑积水：脑室对称性扩大，尤以侧脑室前角为著，侧脑室周围特别是前角部有明显的间质性水肿带，但不伴有脑沟增宽、加深。如果是阻塞性脑积水则显示阻塞部位以上的脑室扩大，阻塞部位以下的脑室正常。

（李道爽）

第四节　颅内感染和炎性病变

一、化脓性感染

颅内化脓性感染是化脓性细菌所致的一种疾病。本病常见于儿童、青少年，男性多于女性。病理改变：致病菌通过血液循环或其他途径播散到中枢神经系统，引起感染性血管炎，表现为急性脑梗死或脑出血，进而导致感染性脑炎或脑脓肿，最后形成包膜将致病菌局限于脓腔内。其累及范围包括脑膜、室管膜及脑实质。

脑化脓性感染可分为早期脑炎期、晚期脑炎期、脓肿形成早期和脓肿形成期。引起脑脓肿的病原体主要为化脓性细菌。病原体来源有耳源性、鼻源性、损伤性和血源性等。脑脓肿多数位于幕上，常为单发少数也可有多发小脓肿。脑脓肿多发生在皮质与髓质交界处。

（一）诊断要点

1. 急性感染全身中毒症状和体征

发热、寒战、全身乏力、肌肉酸痛、食欲缺乏、头痛、嗜睡等；脑膜刺激征：如颈部抵抗、克尼格征和布鲁津斯基征阳性。

2. 并发感染

常伴有其他部位化脓性感染病灶。

3. 高颅压表现

头痛、呕吐、视神经盘水肿及精神意识障碍。

4. 局灶定位体征

感觉障碍、运动障碍、共济失调等。还可出现癫痫发作。

5. 实验室检查

血白细胞计数增高，以中性粒细胞为主。

6. 腰椎穿刺

脑脊液（CSF）压力可增高，白细胞数增高明显，以中性粒细胞为主；脓肿形成后白细胞数仅轻度增高，以淋巴、单核细胞为主；蛋白常增高，糖、氯化物多无明显改变。

7. MRI 检查

可显示脑膜不同程度的强化，脑水肿和脓肿的环形强化，环壁厚薄均匀等改变。

（二）CT 表现

1. 化脓性脑膜炎

早期 CT 平扫表现正常，增强后可见脑膜异常强化，可有程度不一的脑水肿；晚期由于脑膜粘连可导致交通性脑积水改变和脑软化及脑萎缩。

2. 硬膜下或硬膜外积脓

CT 可见脑凸面或大脑镰旁的新月形或梭形的低密度阴影，增强后脑膜呈均匀一致的明显强化，有占位效应。

3. 脑脓肿

（1）早期为急性脑炎表现，发病 4 天以内表现为片状、边缘模糊的低密度阴影，占位不明显，增强后呈斑片状或脑回状强化。

（2）4～10 天内病灶仍呈低密度，可见占位效应，延迟扫描病灶中心有强化。

（3）10～14 天可见大片状低密度区内夹杂着等密度的环状阴影，可见完整的壁，增强扫描呈明显环状强化。

（4）14 天后可见脓肿形成，周围脑水肿明显，有程度不一的占位效应，增强后脓肿壁明显强化，其厚薄均匀是其特征。

（5）小脓肿常呈结节状或小环形强化。

（6）产气杆菌感染的脑脓肿，脓腔内可见气泡或液平。少数患者可形成多房脓肿，CT 表现为多环相连，较具特征性。

（7）鉴别诊断：有时需与肿瘤囊变鉴别，通常脓肿壁厚薄均匀，发生肿瘤囊变时其壁厚薄不均。

二、颅内结核性感染

颅内结核性感染为继发性结核感染。多见于儿童和青年。可导致结核性脑膜炎和脑结核瘤形成。结核性脑膜炎常发生于脑基底池并引起脑膜增厚或粘连。

（一）诊断要点

1. 急性或亚急性起病

结核中毒症状表现为发热、盗汗、食欲缺乏、消瘦、乏力等。

2. 患者可有颅高压表现

如头痛、呕吐等。有的患者有精神障碍、癫痫发作、瘫痪、失语、外展和动眼神经麻痹。

3. 主要的病征

脑膜刺激征颈项强直、克尼格征和布鲁津斯基征阳性。

4. 患者可同时伴有其他部位结核

如肺、肾、脊柱、盆腔及腹膜等部位。

5. 实验室检查

（1）红细胞沉降率加快。

（2）脑脊液压力多数增高、白细胞数多增高，以淋巴和单核细胞为主；生化检查典型者糖、氯化物降低，以氯化物降低更为明显；蛋白含量绝大多数升高；脑脊液涂片镜检如发现结核分枝杆菌可确诊；免疫学手段检测脑脊液结核抗体阳性率和特异性均较高，因此对该病诊断有非常重要的临床价值。

6. MRI 检查

表现为不同程度的脑积水和脑膜强化，有时伴有钙化。脑实质内可见结节样或环形强化病灶。

（二）CT 表现

1. 结核性脑膜炎

（1）鞍上池、大脑外侧裂密度增高，增强后可见鞍上池强化，大脑半球凸面的脑膜部分也可见异常强化。

（2）脑实质内弥漫分布的粟粒样结核灶可呈高密度，增强后明显强化，灶周可见水肿。

（3）脑膜和脑内结核病灶可以出现斑点状和结节样钙化，部分患者可以出现脑梗死灶，以腔隙性脑梗死为主，最常见于大脑中动脉分布区和基底节区，主要为感染性动脉炎所致。

（4）晚期由于脑膜粘连，CT 检查呈脑积水表现。

（5）MRI 对上述的脑膜改变的显示明显优于 CT，但对钙化的显示较 CT 差。

（6）鉴别诊断：本病 CT 表现与其他病菌引起的脑膜炎相似，需要密切结合临床才能作出诊断；出现散在的钙化有助于定性诊断。

2. 脑结核瘤

（1）平扫：病灶呈等密度或混杂密度的圆形或不规则形的病灶，可见钙化，病灶周围有程度不一的脑水肿。

（2）增强扫描：病灶呈小结节状强化，少数呈环形强化或多环样强化表现。

（3）鉴别诊断：结核瘤的 CT 表现多不典型，与脑肿瘤及脑内其他感染较难鉴别，通常需要结合临床及实验室检查加以鉴别。

三、急性病毒性脑炎

急性病毒性脑炎为各种病毒侵犯神经系统而引起的脑部急性炎症性病变，包括单纯疱疹性脑炎、腺病毒性脑炎、带状疱疹病毒性脑炎等。可发生于任何年龄组。在中枢神经系统病毒感染中，除了带状疱疹病毒感染引起的脑炎较为局限以外，其他类型的病毒性脑炎均可呈弥漫性、对称性累及两侧的脑实质，而不是引起局灶性的脑组织病变和脑膜病变。

（一）诊断要点

1. 病毒感染症状

如发热、头痛、全身不适、咽喉痛、肌痛等。

2. 脑实质受损病征

精神异常、意识障碍、抽搐、瘫痪、脑神经麻痹、共济失调、颅高压和脑膜刺激征等。

3. 脑电图检查

多呈弥漫性异常改变，与病变严重程度平行一致。

4. 免疫学检查

血清和脑脊液各种特异性抗体滴度明显增高。

5. 腰椎穿刺

脑脊液有或无炎症改变，但均查不到细菌感染的证据。

6. MRI 检查

病灶常表现为长 T_1 和长 T_2，增强扫描可有不同程度的强化。

（二）CT 表现

（1）累及单侧或两侧大脑半球。

（2）CT 平扫为低密度区，边缘模糊，增强扫描可出现病变边缘线样或环形强化。可伴有占位征象。

（3）部分患者可表现为脑皮质呈脑回样高密度，为皮质出血所致；有的呈脑弥漫性损害，造成广泛脑软化、脑萎缩及皮质钙化。

（4）鉴别诊断：根据 CT 表现鉴别较难，需要依据临床和实验室检查。

四、脑囊虫病

脑囊虫病占囊虫病的 80% 以上。是由于口服了猪肉绦虫虫卵，发育成囊尾蚴，经消化道穿出肠壁进入肠系膜小静脉，再经体循环而到达脑膜、脑实质及脑室内。可分为脑实质型、脑室型、脑膜型及混合型。

（一）诊断要点

1. 癫痫发作

为常见症状。

2. 高颅压表现

头痛、呕吐等。

3. 补体结合试验

血清及脑脊液补体结合试验阳性。

4. X 线平片

可见多发小钙化点。

5. MRI 检查

可以显示不同时期的囊虫病灶，脑实质内脑囊虫可表现为结节形、环形或囊形，有时可显示头节，增强扫描可强化，有不同程度的脑水肿。脑室内活囊虫特别是在矢状面和冠状面上，T_1 加权像上囊虫呈低信号，比脑脊液信号略高，其囊壁呈高信号，头节也呈高信号。

MRI 对钙化的显示不如 CT。

（二）CT 表现

1. 活动期

（1）脑实质内脑囊虫大多呈圆形囊性病变，其内头节呈偏心的小点状，附在囊壁上，周围无水肿或轻度水肿，增强扫描囊壁和囊内头节可轻度强化或不强化。

（2）脑室内活囊虫以第四脑室多见，呈囊状，表现为脑室扩大积水，其内可见小结节样等密度或高密度头节，CTM 可以显示脑室内充盈缺损。

（3）脑沟、脑池、脑裂活囊虫及头节表现与脑实质内活囊虫相似。

2. 蜕变死亡期

（1）脑实质内囊虫死亡，头节消失，虫体肿大变形，由于虫体死亡释放大量异体蛋白，在脑实质内引起广泛的低密度脑水肿，有占位效应。增强扫描囊壁明显强化，可呈环状强化或结节状强化，强化环的厚度较囊虫活动期明显增宽。囊内低密度代表囊虫向纤维化和机化过渡。

（2）脑室系统内囊虫死亡后，除头节消失、虫体胀大外，囊体增大可引起占位效应。

（3）囊腔破裂引起反应性脑膜炎、蛛网膜炎及脑积水。

3. 非活动期

囊虫死亡后发生钙化，CT 呈点状高密度钙化灶。位于蛛网膜下隙者引起蛛网膜肥厚、粘连，可伴有脑积水。

4. 混杂期

活动期、蜕变死亡期、非活动期的囊虫混杂存在。

（李道爽）

第四篇

MRI 临床诊断

第十章

乳房疾病的 MRI 诊断

第一节 乳房良性病变

一、良性增生性乳腺病

良性乳腺病变偶尔可显示明显的对比剂强化，从而成为 MRI 假阳性结果的常见原因。所谓乳腺的"增殖性发育异常"可能涵盖许多不同情况，其中包括中等程度的导管内或导管外的增生，但却极少会恶变；也可为乳癌前期的高度增生及高危标志。这些良性病变有：硬化性乳腺病、顶泌化生症、上皮样增生症、小叶瘤生成和非典型性导管增生症等。当它们发生强化时，其 MRI 表现似与病理学性状成正相关（图 10-1）。

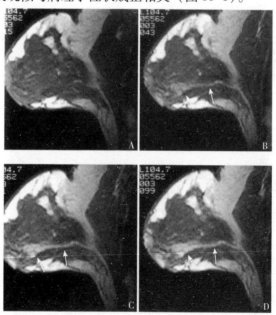

图 10-1　良性纤维囊性乳腺病

MRI 动态增强扫描的系列图像。A. 扫描图像；B. 注入对比剂后即刻成像图像；C、D. 显示有一向后伸延的呈楔形的导管强化（箭头）。此逐渐强化与钼靶 X 线片上看到的按节段分布的微粒状钙斑相一致（失状面三维 SPGR 序列，TR/TE，22 ms/5 ms）

二、良性强化性乳房包块

纤维腺瘤是由纤维基质、增生导管、腺泡组织及多数小叶增生等诸多结构相互融合而形成的肿块。其中心为上皮组织与增生的基质，而外围为反应性增生小叶。肿瘤的基质和上皮成分含量各异，有的是以腺瘤为主，而另一些则显示基质细胞增生（纤维化）或广泛黏液样变。凡在 MRI 上有强化的纤维腺瘤，那些不被强化的瘤内间隔可能与其相互毗邻的增生小叶的界面有关。肿瘤强化模式在其组织学亚型间有差异性。黏液样瘤呈快速显著强化，颇类似于乳腺癌。以腺体为主的纤维腺瘤在速度与幅度上均呈中等度强化；以纤维组织为主的纤维腺瘤则呈极轻度的强化。在绝经期前的妇女中，纤维腺瘤倾向于明显强化，这大概与其生物学活性有关；而在老年绝经期后的妇女中，此类肿瘤多强化不明显。约占 80% 的纤维腺瘤呈渐进性持续增强，既不迅速廓清，也无环行强化；还有占 20% 的纤维腺瘤其强化方式与乳腺癌无异（图 10-2）。

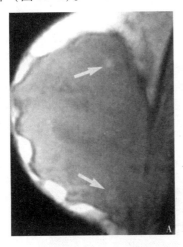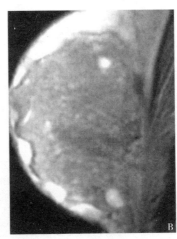

图 10-2　纤维腺瘤

注入对比剂后 1 mm（图 A）及 2 mm（图 B）。矢状面显示两个纤维腺瘤的强化（箭头）[快速多平面毁损梯度回波（fMSPGR）序列 T_1WI，TR/TE，132.5 ms/3.4 ms]。当比较图 A 与图时，位于上方的肿瘤其中心强化先于周缘，是为良性特征。位于下方的肿瘤，虽染色不均匀，但未显示向心性强化，且强化程度较轻

（一）乳头状瘤

它是以上皮为主、纤维血管基质为辅的肿瘤，通常位于乳晕下或大导管内。主诉多为有浆液性或类血清样分泌物自乳头溢出。受侵的乳腺导管扩张，偶尔囊性变。虽然多发性乳头状瘤或累及多个乳腺小叶终末导管的乳头状瘤演变为乳腺癌的可能性较大，但一般乳头状瘤发展为乳腺癌的概率并不高。在良性与恶性乳头状瘤之间，其 MRI 的形态学特征、强化速度与幅度均大体相仿，也可与其他恶性病变甚至一些纤维腺瘤的表现类似（图 10-3）。有关 MRI 应用于评估乳头状瘤病的侵及范围也已见文献报道。

（二）叶状瘤

这是一种由梭形细胞基质和上皮成分组成的少见肿瘤，其边界清楚，但形态呈分叶状。

患者常表现为乳腺包块生长迅速，有时变得很巨大。其中约 16% 的低度恶性瘤每于术后复发，而 7% 的高度恶性瘤出现转移。无论是组织病理学还是影像学都难以对叶状瘤的生物学行为和预后作出预测。即使是低度恶性叶状瘤也可表现为快速强化，并具有不均匀的高信号。虽然为了确定病变范围以供手术方案的选择，MRI 可以发挥作用，但对那些巨大且快速增长的乳腺肿块，却不应以 MRI 为其诊断目的，因为此时活检不可或缺。

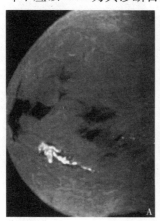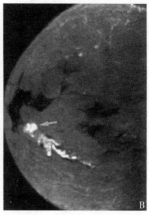

图 10-3　良性乳头状瘤

A. 注入对比剂前；B. 增强后即时像。可见一位于乳晕后去不均匀显著强化的肿块（箭头）。增强前呈匐行状的高信号为位于梗附导管内的浓缩碎屑。虽然此瘤的增强模式并未能在良、恶性病变之间作出鉴别，但依据其部位及呈分叶状的外貌有利于作出正确诊断（矢状面反转恢复梯度回波序列，TR/TE，19.1 ms/5.9 ms，T_1 150 ms）

（三）乳腺错构瘤

其钼靶 X 线摄影的特征是一个具有包膜的和内含脂肪成分的不均匀肿块，但如不能发现脂肪成分，则无论是钼靶 X 线摄影或 MRI 均难以对其作出诊断。基于瘤体内腺瘤样组织成分的差异性，错构瘤在 CE - MRI 上的强化程度与均匀性也不尽相同。

（四）纤维化病变

在临床上或钼靶 X 线摄影上纤维化病变均可被误认为恶性病变。然而在 MRI 上，由于被检的纤维化病变的生物活性不同，就可能显示不同的强化方式。纤维化病变多呈渐进性强化，而其强化程度可低于、等于或高于乳腺实质的强化（图 10-4、图 10-5）。当乳腺手术后或创伤时，早期的脂肪坏死因在临床上可扪及一肿块而被误认为癌。在钼靶 X 线像上则可类似于一新生肿物，结构变形，钙沉积或呈"油囊肿"。显微镜下可见脂肪细胞的溶解与融合，并被一些组织细胞及巨细胞所包绕，同时可有也可没有炎性细胞浸润。在脂肪坏死的急性期，CE - MRI 可表现为明显强化（图 10-6）。纤维母细胞逐渐使胶原沉积，纤维化的结果偶尔导致结构性改变（图 10-7）。MRI 应用于乳腺癌治疗后的患者，可对其肿瘤是否复发或手术/放疗后的改变作出鉴别。然而在乳腺癌单纯手术切除后 6 个月内或手术后继续放疗 9~18 个月内行 MRI 检查，则可因瘢痕组织的假阳性强化而导致错误判断（图 10-8）。那些曾经接受放疗的乳腺癌患者，其显著的纤维化可能不在原发癌灶的附近发生，因此它从形态上和增强模式上易与恶性病变发生混淆（图 10-9）。

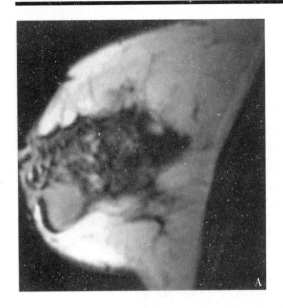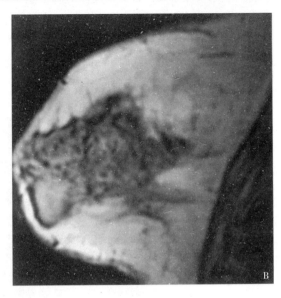

图 10-4 乳腺基质维化

A. 注入对比剂前；B. 注入对比剂后 4 mm。显示一类似肿瘤样纤维化病变的轻度强化（矢状面 MPSPGR 序列 T_1WI，TR/TE，130 ms/2.9 ms）

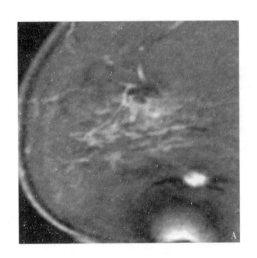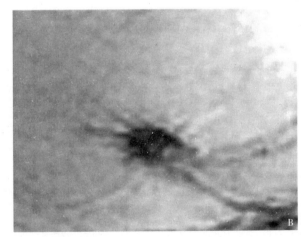

图 10-5 纤维化

患者曾因乳腺癌而实施化疗，后肿瘤化临床及影像学上均已消失。A. 在非原发肿瘤区出现一明显强化灶［矢状面快速梯度回波增强（FFGRE）扫描 T_1WI、TR/TE，8 ms/3 ms，TI24 ms］；B. 病变呈毛刺状（矢状面 FSE 序列，TR/TE，6 000 ms/195 ms）。手术证实为纤维化

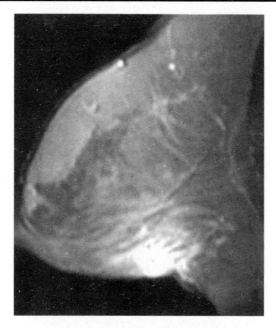

图 10-6　活检后的脂肪坏死及瘢痕形成

脂肪抑制自旋回波序列 T_1WI（TR/TE，550 ms/
12 ms）。手术 4 个月后活检部位出现强化。再次病灶
切除，组织病理学提示为脂肪坏死，有巨细胞反应
及瘢痕形成。另外还切除了一个导管原位癌，但未
在此 MRI 图像上显示

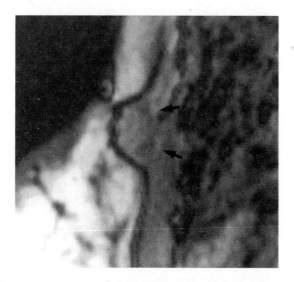

图 10-7　乳房包块放疗后局部切除继发纤维化

有一可触及的包块与乳腺钼靶 X 线片上毛状致密灶相符
合，由于其位置深而在 X 线片上显示不全。MRI 增强扫
描显示乳腺后方的一个极轻度或可视为未强化的包块
（箭头）。前瞻性诊断为瘢痕组织（矢状面 SPGR 序列，
TR/TF，119.6 ms/2.9 ms）

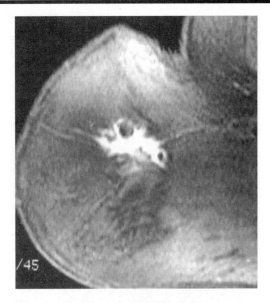

图 10-8　手术及放疗后瘢痕

距最后一次放疗后 6 个月的 MRI 检查，目的是澄清在乳腺钼靶 X 线片上发现的一个不
在原手术区的可疑病变。MRI 结果显示手术区的不规则明显强化（矢状面脂肪抑制三
维 FSPGR 序列 T_1WI，TR/TE，17.4 ms/3.5 ms）

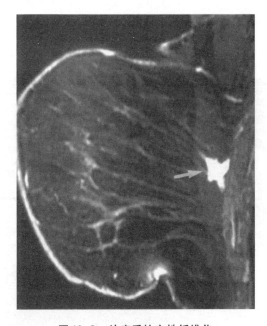

图 10-9　放疗后的良性纤维化

侵袭性小叶癌经放疗 20 个月后，MRI 显示一外形及边缘都极不规则的强化病变（箭
头）。曾被误诊为恶性病变（矢状面快速梯度川波序列）。此纤维化病灶与原肿瘤切除
区相距 10 cm

（徐振宇）

第二节　乳房 MRI 增强扫描方式

一、动态扫描法

乳房的 MRI 之所以能发现并对病变作出鉴别就在于它能揭示比乳腺实质更富于血管结构的肿瘤组织。自静脉给药的钆螯合剂属于非特异性的细胞外对比剂，它可迅速自血管内向组织间隙扩散，并影响 T_1 弛豫时间，从而使病变的信号增强。此类对比剂可在比正常组织更富于血管和渗透性的组织内，尤其是在最具侵袭性的恶性病变中快速聚集和浓缩。采用动态扫描技术时，最初成像是在快速团注对比剂后数秒至 1 分钟内实现的，后续图像则在随后的数分钟内完成。用此种方法能获得特定病变及其周围组织的信号强度随着时间的推移而动态变化的信息。

为了提高病变诊断的特异性，动态扫描技术由欧洲的一作者倡导和应用。1989 年 Kaiser 曾报道其 1 000 例的检测结果，敏感度达 98.3%，特异度为 97.0%，阳性预测值（PPV）为 82.1%，正确率为 97.2%。这结果比由乳腺钼靶 X 线摄影所确认病变的 PPV 有了显著提高，后者在英国尚不及 30%。由于 MRI 改善了由 X 线摄影所发现病变的活检假阳性率，从而激励了不少此项技术的研究者。所采用的技术本身也有很大差别，例如所用信号采集时间可自 2 秒、3 秒至 90 秒不等。虽然诊断标准有差别，对乳腺癌检出的敏感度为 95%～100%，而特异度则自 53% 至 89.5% 不等。

鉴于诊断的依据取决于动态采集时间—信号强度曲线，因此所测量病灶的部位及所获取感兴趣区（ROI）的范围就显得十分重要。在恶性肿瘤内部其强化幅度有所不同，因此须将 ROI 设定在其强化最显著的部位，而非覆盖整个瘤体，因为后者摄取对比剂常常不均匀。

为了避免 ROI 测量的一些不确定因素，有些学者把病变的强化与血管强化时间联系起来，如有学者设定病灶强化与乳腺血管的强化同步，结果其敏感度达 95%，特异度为 53%。还有学者将病灶强化的方式及时间与主动脉强化结合起来。虽然在其研究中出现 3 例假阴性结果，但在 10 例快速强化的纤维腺瘤中，有 4 例呈现出一种"良性"强化模式，即由病灶中心向外周强化，从而提高了诊断特异性。

二、稳态扫描法

行全乳房 CE-MRI，依靠三维成像可望获得高分辨力。因为它能降低层厚，最大限度地降低容积效应，所以从理论上讲它能提高小病灶的检出率。此法的缺点是延长了扫描时间，然而事实上延长扫描时间却有利于发现不典型乳腺癌，后者常可不呈快速强化的模式。

有一种被广为宣传的乳腺扫描术称为激励去共振旋转传递术（RODEO，采集时间大于 5 分钟），据初步报道，其对乳腺癌的特异度仅为 37%。如此之低的特异性应部分地归咎于其设计理念，因为它将一切强化灶均视为"阳性病变"（乳腺癌），而不考虑还有其他的可能性。肿块的形态学特征也是诊断的依据之一。在 MRI 上，对肿块边缘特征的认识是借鉴了钼靶 X 线摄影或超声学所提供的经验。Orel 等人则对动态扫描术持否定态度，他们认为在乳腺良、恶性病变的征象之间存在过多重叠，须用 256×512 矩阵的三维高分辨图像，并须 3～5 分钟的延时扫描时间用以阐释某些乳腺结构，如纤维腺瘤内不强化的间隔和一些乳腺癌内早期环行强化（图 10-10）。在良性病变中可能会看到更典型的延迟性周边强化现象（图 10-11）。

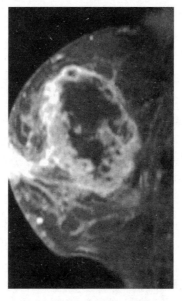

图 10-10　侵袭性导管癌的边缘强化

巨大导管癌伴中心坏死肢边缘强化（矢状面三维 SPGR 序列，TR/TE，27.1 ms/5.5 ms）

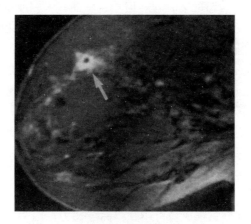

图 10-11　乳腺增生病的不典型周缘强化

腋窝处淋巴结发现恶性病变的患者行 MRI 检查。此显著强化病灶无中心强化（箭头），曾被臆测为腋窝淋巴转移的原发瘤（矢状面三维 FGRE 序列，TR/TE，7.7 ms/2.6 ms）。后在 MRI 导向下行穿刺活检，并获得上述病理诊断

（徐振宇）

第十一章

消化系统疾病的 MRI 诊断

第一节 肝脏疾病

一、原发性肝癌

（一）概述

原发性肝癌为我国常见的恶性肿瘤之一，我国恶性肿瘤的发病率，肝癌在男性居第三位，女性居第四位。近年来世界肝癌发病率有上升趋势，每年死于肝癌者全球约 25 万人，我国约 10 万人，为此肝癌研究受到广泛重视。

（二）病理

国内肝癌病理协作组在 Eggel 于 1901 年提出的巨块型、结节型和弥漫型三型分类的基础上，结合国内诊治现状，提出下列分类：①块状型，单块状、融合块状或多块状，直径≥5 cm；②结节型，单结节、融合结节或多结节，直径 <5 cm；③弥漫型，指小的瘤结节弥漫分布于全肝，标本外观难与单纯的肝硬化相区别；④小癌型，目前国际上尚无统一诊断标准，中国肝癌病理协作组的标准是，单个癌结节最大直径≤3 cm，多个癌结节数目不超过 2 个，且最大直径总和应≤3 cm。以上分型均可有多发病灶，可能为多中心或主病灶在肝内的转移子灶，在诊断时应予注意。肝癌的细胞类型有肝细胞型、胆管细胞型与混合型，纤维板层样肝癌为肝细胞癌的一种特殊类型。肝癌转移以血行转移最常见，淋巴转移其次，主要是肝门区和胰头周围淋巴结，种植转移少见。我国的肝细胞癌病例有 50% ~90% 并发肝硬化，而 30% ~50% 肝硬化并发肝癌。

（三）临床表现

亚临床期肝癌（Ⅰ期）常无症状和体征，常在定期体检时被发现。中、晚期肝癌（Ⅱ ~Ⅲ期）以肝区痛、腹胀、腹块、食欲缺乏、消瘦乏力等最常见，其次可有发热、腹泻、黄疸、腹水和出血等表现。可并发肝癌结节破裂出血、消化道出血和肝昏迷等。70% ~90% 的肝癌 AFP 阳性。

（四）MRI 表现（图 11-1）

磁共振检查见肝内肿瘤，于 T_1WI 表现为低信号，T_2WI 为高信号，肝癌的瘤块内可有囊变、坏死、出血、脂肪变性和纤维间隔等改变而致肝癌信号强度不均匀，表现为 T_1WI

的低信号中可混杂有不同强度的高信号，而 T_2WI 的高信号中可混杂有不同强度的低信号。

肿瘤周围于 T_2WI 上可见高信号水肿区。肿瘤还可压迫、推移邻近的血管，肝癌累及血管者约30％，表现为门静脉、肝静脉和下腔静脉瘤栓形成而致正常流动效应消失，瘤栓在 T_1WI 上呈较高信号，而在 T_2WI 上信号较低。静脉瘤栓、假包膜和瘤周水肿为肝癌的 MRI 特征性表现，如出现应高度怀疑为肝癌。注射 Gd - DTPA 后肝癌实质部分略有异常对比增强。小肝癌 T_1WI 信号略低但均匀，T_2WI 呈中等信号强度，注射 Gd-DTPA 后可见一强化晕。肝癌碘油栓塞化疗术后，由于脂质聚积于肿瘤内，T_1WI 和 T_2WI 均表现为高信号；但栓塞引起的肿瘤坏死、液化，则 T_1WI 为低信号、T_2WI 为高信号。

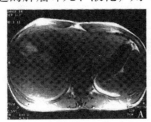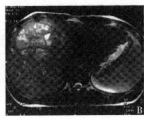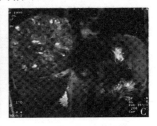

图 11-1　肝右叶巨块型肝癌

男性，36 岁。A. T_1WI 以低信号为主，中间有片状高信号（少量出血所致）有时肿瘤有包膜存在，表现为低于肿瘤及正常肝组织的低信号影，在 T_1WI 上显示清楚；B、C. T_2WI 显示，肝右叶巨大肿块，信号不均匀，周围见低信号假包膜

（五）诊断要点

（1）有肝炎或肝硬化病史，AFP 阳性。

（2）MRI 检查见肝内肿瘤，T_1WI 呈低信号，T_2WI 信号不规则增高，可呈高低混杂信号。

（3）可见静脉瘤栓、假包膜和瘤周水肿。

（4）Gd-DTPA 增强扫描肿瘤有轻度异常对比增强。

（5）可见肝硬化门静脉高压征象。

（六）鉴别诊断

肝细胞癌需与胆管细胞癌、海绵状血管瘤、肝脓肿、肝硬化结节、肝腺瘤等鉴别。

二、肝转移瘤

（一）概述

肝脏是转移瘤的好发部位之一，人体任何部位的恶性肿瘤均可经门静脉、肝动脉或淋巴途径转移到肝脏。消化系统脏器的恶性肿瘤主要由门静脉转移至肝脏，其中以胃癌和胰腺癌最为常见，乳腺癌和肺癌为经肝动脉途径转移中最常见的。肝转移瘤预后较差。

（二）病理

肝转移瘤多数为转移癌，少数为转移性肉瘤。转移癌的大小、数目和形态多变，以多个结节灶较普遍，也可形成巨块。组织学特征与原发癌相似，癌灶血供的多少与原发肿瘤有一定关系，多数为少血供，少数血供丰富。病灶周围一般无假包膜，也不发生肝内血管侵犯。转移灶可发生坏死、囊变、出血和钙化。

（三）临床表现

肝转移瘤早期无明显症状或体征，或被原发肿瘤症状所掩盖。一旦出现临床症状，病灶常已较大或较多，其表现与原发性肝癌相仿。少数原发癌症状不明显，而以肝转移瘤为首发症状，包括肝区疼痛、乏力、消瘦等，无特异性。

（四）MRI 表现（图 11-2）

多数肝转移瘤 T_1 与 T_2 延长，故在 T_1WI 为低信号，T_2WI 为高信号，由于瘤块内常发生坏死、囊变、出血、脂肪浸润、纤维化和钙化等改变，因此信号强度不均匀。形态多不规则，边缘多不锐利，多发者大小不等。如转移瘤中心出现坏死，则在 T_1WI 上肿瘤中心出现更低信号强度区，而在 T_2WI 上坏死区的信号强度高于肿瘤组织的信号强度，称为"靶征"或"牛眼征"，多见于转移瘤；有时肿瘤周围在 T_2WI 上出现高信号强度"晕征"，可能为转移瘤周围并发水肿或多血管特点所致。转移瘤不直接侵犯肝内血管，但可压迫肝内血管使之狭窄或闭塞，造成肝叶或肝段的梗死，在 T_1WI 上，梗死部位同肿瘤一样呈低信号强度，在 T_2WI 上，其信号强度增高。某些肿瘤如黑色素瘤的转移多呈出血性转移，在 T_1 和 T_2 加权像上均表现为高信号强度病灶；而胃肠道癌等血供少的肿瘤，于 T_2WI 上转移瘤的信号可比周围肝实质还低。Gd - DTPA 增强扫描在诊断上帮助不大，注射 Gd - DTPA 后，肿瘤周围的水肿组织及肿瘤内部坏死不显示增强。

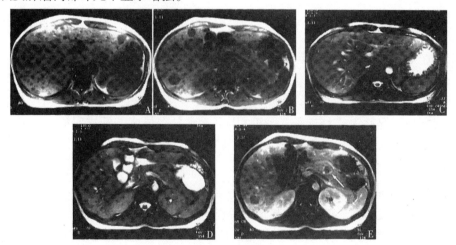

图 11-2　胰体癌伴肝内多发转移

女性，35 岁。A、B. T_1WI 显示胰体部有一直径 2.0 cm 的低信号区，边缘锐利，肝内大量大小不等圆形低信号区；C、D. T_2WI 显示肿块与胰腺等信号肝内病灶仍呈低信号；E. 增强扫描显示胰体部肿瘤呈环形强化（↑）

（五）诊断要点

（1）多数有原发恶性肿瘤病史。

（2）MRI 检查见肝内大小不等、形态不一、边缘不锐的多发病灶，T_1WI 呈低信号，T_2WI 呈高信号，信号强度不均匀。多无假包膜和血管受侵。

（3）可见"靶征"或"牛眼征""晕征"。

（六）鉴别诊断

肝转移瘤需与多中心性肝癌、多发性肝海绵状血管瘤及肝脓肿鉴别。

三、肝血管瘤

（一）概述

肝血管瘤通常称为海绵状血管瘤，为肝脏最常见的良性肿瘤，可见于任何年龄，女性居多。随着影像技术的发展，血管瘤为经常遇到的肝内良性病变，其重要性在于与肝内原发性和继发性恶性肿瘤鉴别。

（二）病理

血管瘤外观呈紫红色，大小不一，直径 1～10 cm 不等，单个或多发，主要为扩大的、充盈血液的血管腔隙构成，窦内血流缓慢地从肿瘤外周向中心流动。边界锐利，无包膜。肿瘤可位于肝内任何部位，但以右叶居多，尤其是右叶后段占总数 1/3 以上，也可突出到肝外。瘤体内常可见纤维瘢痕组织，偶可见出血、血栓和钙化。

（三）临床表现

绝大部分肝血管瘤无任何症状和体征，查体偶然发现。少数大血管瘤因压迫肝组织和邻近脏器而产生上腹不适，胀痛或可能触及包块，但全身状况良好。血管瘤破裂则发生急腹症。

（四）MRI 表现

MRI 检查见肝内圆形或卵圆形病灶，边界清楚锐利，T_1WI 呈均匀性或混杂性低信号，T_2WI 呈均匀性高信号，特征是随着回波时间（TE）的延长肿瘤的信号强度递增，与肝内血管的信号强度增高一致，此点对诊断血管瘤、囊肿、癌肿有帮助，在重 T_2 加权像上，血管瘤信号甚亮有如灯泡称为"灯泡征"。病灶周围无水肿等异常。纤维瘢痕、间隔和钙化在 T_2WI 上呈低信号，如并发出血和血栓，则在 T_1WI 上可见高信号影。Gd - DTPA 增强扫描，血管瘤腔隙部位明显增强，纤维瘢痕不增强。

（五）诊断要点

（1）肝内圆形或卵圆形病灶，边界清楚锐利。

（2）T_1WI 呈均匀低信号，T_2WI 呈均匀高信号，Gd - DTPA 增强扫描明显强化，病灶周围无水肿。

（六）鉴别诊断

4 cm 以下的海绵状血管瘤需与肝转移瘤和小肝癌鉴别，4 cm 以上的较大海绵状血管瘤需与肝癌尤其是板层肝癌鉴别。

四、肝囊肿

（一）概述

肝囊肿为较常见的先天性肝脏病变，分单纯性囊肿和多囊病性囊肿两类，一般认为由小胆管扩张演变而成，囊壁衬以分泌液体的上皮细胞，病理上无从区别。多无症状，查体偶然发现。

（二）病理

单纯性肝囊肿数目和大小不等，从单个到多个，如数量很多，单从影像学角度和多囊肝难以区别，后者为常染色体显性遗传病，常有脾、胰、肾等同时受累。囊内 95% 成分为水分。巨大囊肿可压迫邻近结构而产生相应改变。

（三）临床表现

通常无症状，大的囊肿压迫邻近结构时可出现腹痛，胀满等症状；压迫胆管时，可出现黄疸。囊肿破入腹腔，囊内出血等可出现急腹症的症状。

（四）MRI 表现（图 11-3）

MRI 检查为典型水的信号强度表现，即 T_1WI 呈低信号，T_2WI 呈高信号，信号强度均匀，边缘光滑锐利，周围肝组织无异常表现。肝囊肿并发囊内出血时，则 T_1WI 和 T_2WI 均呈高信号。当囊液蛋白含量较高或由于部分容积效应的关系，有时单纯囊肿在 T_1WI 上可呈较高信号。Gd - DTPA 增强扫描，肝囊肿无异常对比增强。

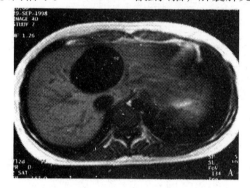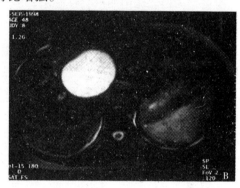

图 11-3　肝右叶前段及左内叶囊肿

女性，24 岁。A. T_1WI 病灶呈均匀低信号，边界光滑；B. T_2WI 病灶呈高信号

（五）诊断要点

（1）肝内圆球形病变，边缘光滑锐利，信号均匀，T_1WI 呈低信号，T_2WI 呈高信号。

（2）Gd - DTPA 增强扫描病变无异常对比增强。

（六）鉴别诊断

肝囊肿有时需与肝脓肿、肝包虫病、转移性肝肿瘤及向肝内延伸的胰腺假性囊肿和胆汁性囊肿鉴别。

五、肝脓肿

（一）概述

从病因上肝脓肿可分为细菌性、阿米巴性和霉菌性三类，前者多见，后者少见。由于影像检查技术的进步和新型抗生素的应用，肝脓肿预后大为改善。

（二）病理

1. 细菌性肝脓肿

全身各部位化脓性感染，尤其是腹腔内感染均可导致肝脓肿。主要感染途径为：①胆道炎症，包括胆囊炎、胆管炎和胆道蛔虫病；②门静脉，所有腹腔内、胃肠道感染均可经门静脉系统进入肝脏；③经肝动脉，全身各部位化脓性炎症经血行到达肝脏，患者常有败血症。致病菌以革兰阴性菌多于革兰阳性菌。肝脓肿可单发或多发，单房或多房，右叶多于左叶。早期为肝组织的局部炎症、充血、水肿和坏死，然后液化形成脓腔；脓肿壁由炎症充血带和（或）纤维肉芽组织形成。脓肿壁周围肝组织往往伴水肿。多房性脓肿由尚未坏死的肝组织或纤维肉芽肿形成分隔。

2. 阿米巴性肝脓肿

继发于肠阿米巴病，溶组织阿米巴原虫经门静脉系统入肝，产生溶组织酶，导致肝组织坏死液化而形成脓肿。脓液呈巧克力样有臭味，易穿破周围脏器或腔隙如膈下、胸腔、心包腔和胃肠道等。

3. 霉菌性肝脓肿

少见，为白念珠菌的机会性感染，多发生于体质差、免疫动能低下的患者。

（三）临床表现

细菌性肝脓肿的典型表现是寒战、高热、肝区疼痛和叩击痛，肝肿大及白细胞和中性粒细胞计数升高，全身中毒症状，病前可能有局部感染灶，少数患者发热及肝区症状不明显。阿米巴性肝脓肿病前可有痢疾和腹泻史，然后出现发热及肝区疼痛，白细胞和中性粒细胞计数不高，粪便中可找到阿米巴滋养体。

（四）MRI 表现（图 11-4）

MRI 检查见肝内单发或多发、单房或多房的圆形或卵圆形病灶，T_1WI 脓腔呈不均匀低信号，周围常可见晕环，信号强度介于脓腔和周围肝实质之间。T_2WI 脓腔表现为高信号，多房性脓肿则于高信号的脓腔中可见低信号的间隔，故高信号的脓腔中常可见不规则的低信号区，可能为炎症细胞和纤维素所致。还可见一信号较高而不完整的晕环围绕脓腔，晕环外侧的肝实质因充血和水肿而信号稍高。脓腔可推移压迫周围的肝血管。注射 Gd - DTPA 后，脓腔呈花环状强化，多房性脓腔的间隔也可增强，脓腔壁厚薄不均。霉菌性肝脓肿常弥散分布于全肝，为大小一致的多发性微小脓肿，脾和肾脏往往同时受累，结合病史应想到这个可能。

（五）诊断要点

（1）典型炎性病变的临床表现。

（2）MRI 检查见肝内圆形和卵圆形病灶，T_1WI 呈低信号，T_2WI 呈高信号，可见分隔和晕环。

（3）Gd - DTPA 增强扫描呈花环状强化。

（六）鉴别诊断

不典型病例需和肝癌、肝转移瘤和肝囊肿等鉴别。

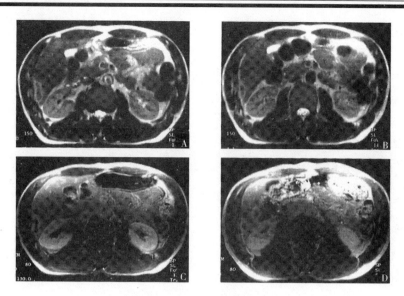

图 11-4 肝右叶多发性脓肿

男性，41 岁。A、B. T_2WI 显示肝右叶后段包膜下及其内侧类圆形高信号区，边缘模糊；C、D. 增强扫描显示病灶环形厚壁强化

六、肝硬化

（一）概述

肝硬化是以广泛结缔组织增生为特征的一类慢性肝病，病因复杂，如肝炎、酒精和药物中毒、淤胆淤血等，国内以乙肝为主要病因。

（二）病理

肝细胞大量坏死，正常肝组织代偿性增生形成许多再生结节，同时伴肝内广泛纤维化致小叶结构紊乱，肝脏收缩，体积缩小。组织学上常见到直径 0.2～2 cm 的再生结节。肝硬化进而引起门静脉高压、脾肿大、门—体侧支循环建立及出现腹水等。

（三）临床表现

早期肝功能代偿良好，可无症状，以后逐渐出现一些非特异性症状，如恶心、呕吐、消化不良、乏力、体重下降等；中晚期可出现不同程度肝功能不全表现，如低蛋白血症、黄疸和门静脉高压等。

（四）MRI 表现

MRI 检查可以充分反映肝硬化的大体病理形态变化，如肝脏体积缩小或增大，左叶、尾叶增大，各叶之间比例失调，肝裂增宽，肝表面呈结节状、波浪状甚至驼峰样改变。单纯的肝硬化较少发现信号强度的异常，但并发的脂肪变性和肝炎等可形成不均匀的信号，有时硬化结节由于脂变区的三酰甘油增多，在 T_1WI 上出现信号强度升高。无脂肪变性的单纯再生结节，在 T_2WI 表现为低信号，其机制与再生结节中含铁血黄素沉着或纤维间隔有关。肝外改变可见腹水、肝外门静脉系统扩张增粗、脾肿大等提示门静脉高压征象，门静脉与体循环之间的侧支循环 MRI 也能很好地显示。

（五）诊断要点

（1）有引起肝硬化的临床病史，不同程度的肝功能异常。

（2）MRI 示肝脏体积缩小，肝各叶比例失调，肝裂增宽，外缘波浪状，有或无信号异常。

（3）脾肿大、腹水、门静脉系统扩张等。

（六）鉴别诊断

需与肝炎、脂肪肝和结节性或弥漫性肝癌鉴别。

七、巴德—基亚里综合征

（一）概述

Chiari 和 Budd 分别于 1899 年和 1945 年报告了肝静脉血栓形成病例的临床和病理特点，以后将肝静脉阻塞引起的症状群称为巴德—基亚里综合征。

（二）病理

可由肝静脉或下腔静脉肝段阻塞引起。主要原因有：①肝静脉血栓形成，欧美国家多见；②肿瘤压迫肝静脉或下腔静脉；③下腔静脉肝段阻塞，多为先天性，亚洲国家多见。其他原因有血液凝固性过高、妊娠、口服避孕药和先天性血管内隔膜等。

（三）临床表现

该病病程较长，同时存在下腔静脉阻塞和继发性门静脉高压的临床表现。前者如下肢肿胀、静脉曲张、小腿及踝部色素沉着等，后者如腹胀、腹水、肝脾肿大、黄疸和食管静脉曲张等。

（四）MRI 表现（图 11-5）

MRI 可显示肝脏肿大和肝脏信号改变，肝静脉和下腔静脉的形态异常及腹水等。在解剖上肝尾状叶的血流直接引流入下腔静脉，当肝静脉回流受阻时，尾状叶一般不受累或受累较轻，相对于其他部分淤血较严重的肝组织，其含水量较少，因此在 T_2WI 上其信号强度常低于其他肝组织。静脉形态异常包括肝静脉狭窄或闭塞，逗点状肝内侧支血管形成和（或）下腔静脉肝内段明显狭窄，以及肝静脉与下腔静脉不连接等，MRI 和腹部 MRA 均能很好显示。MRI 还可鉴别肝静脉回流受阻是由肿瘤所致还是先天性血管异常或凝血因素所致。可清楚显示下腔静脉和右心房的解剖结构，为巴德—基亚里综合征的治疗提供重要的术前信息。

（五）诊断要点

（1）有上腹疼痛、肝肿大、腹水和门静脉高压征的典型临床表现，除外肝硬化。

（2）MRI 显示肝静脉或下腔静脉狭窄或闭塞，肝脏信号异常、腹水和门静脉高压征。

（六）鉴别诊断

本病有时需与晚期肝硬化鉴别。

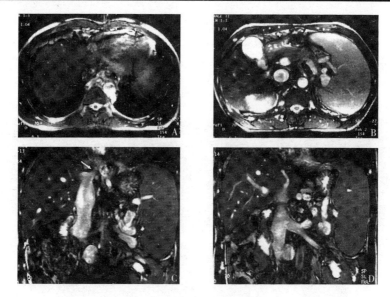

图 11-5　巴德—基亚里综合征

男性，42 岁。MRI 显示下腔静脉和肠系膜上静脉显著扩张，下腔静脉在入右心房处狭窄（↑）。脾脏增大

（陈初阳）

第二节　胆道疾病

一、胆管癌

（一）概述

原发性胆管癌约占恶性肿瘤的 1%，多发生于 60 岁以上的老年人，男性略多于女性，约 1/3 的患者并发胆管结石。

（二）病理

病理上多为腺癌。从形态上分为三型：①浸润狭窄型；②巨块型；③壁内息肉样型，少见。据统计，8%～31% 发生在肝内胆管，37%～50% 发生在肝外胆管近段，40%～36% 发生在肝外胆管远段。临床上一般将肝内胆管癌归类于肝癌。肝外胆管近段胆管癌即肝门部胆管癌是指发生在左、右主肝管及汇合成肝总管 2 cm 内的胆管癌。肝外胆管远段胆管癌即中、下段胆管癌是指发生在肝总管 2 cm 以远的胆管癌，包括肝总管和胆总管。

（三）临床表现

可出现上腹痛、进行性黄疸、消瘦，可触及肿大的肝和胆囊，肝内胆管癌常并存胆石和胆道感染，所以患者常有胆管结石和胆管炎症状。

（四）MRI 表现（图 11-6、图 11-7）

胆管癌的 MRI 表现取决于癌的生长部位和方式，但都有不同程度和不同范围的胆管扩张。根据胆管扩张的部位和范围可以推测癌的生长部位是在左肝管、右肝管或肝总管。

MRCP 能很好地显示肝内外胆管扩张，确定阻塞存在的部位和原因，甚至能显示扩张胆管内的软组织块影，是明确诊断的可靠方法。较大的菜花样癌块 MRI 表现为肝门附近外形不规则、境界不清的病变，T_1WI 呈稍低于肝组织信号强度，T_2WI 呈不均匀性高信号，扩张的肝内胆管呈软藤样高信号，门静脉受压移位，可见肝门区淋巴结肿大。肝外围区的肝内小胆管癌的 MRI 表现与肝癌相似。

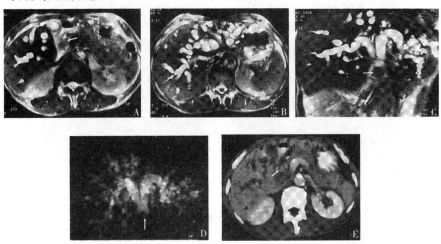

图 11-6　肝总管癌

男性，65 岁。A. T_2WI 显示肝总管部位 2.0 cm 高信号区（↑）；B. 其上胆管扩张；
C、D. MRCP 示肝总管梗阻，肿瘤信号低（↑）；E. CT 增强扫描，肿块有增强（↑）

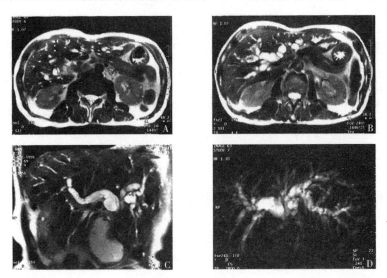

图 11-7　胆管癌

男，68 岁。A、B. T_2WI 显示肝门部实性高信号区，边缘模糊，肝内胆管扩张；
C、D. MRCP 显示左右肝管汇合部梗阻，其远端胆管扩张

（五）诊断要点

（1）进行性黄疸、消瘦。

（2）MRI 显示肝内胆管扩张，MRCP 显示梗阻部位和原因，即扩张胆管内的软组织

肿块。

（3）肿块 T_1WI 呈低于肝组织信号，T_2WI 呈不均匀性高信号，胆总管狭窄或管壁增厚。

（六）鉴别诊断

需与胆管系统炎症和结石、原发性肝癌及肝门区转移瘤鉴别。

二、胆囊癌

（一）概述

原发性胆囊癌少见，占恶性肿瘤的 0.3%～5%，好发于 50 岁以上女性，女性与男性之比为 4∶1～5∶1。大多有胆囊结石，65%～90% 并发慢性胆囊炎和胆囊结石，可能与长期慢性刺激有关。

（二）病理

病理上腺癌占 71%～90%，鳞癌占 10%，其他如未分化癌和类癌等罕见。腺癌又分为：①浸润型（70%），早期局限性胆囊壁增厚，晚期形成肿块和囊腔闭塞；②乳头状腺癌（20%），肿瘤呈乳头或菜花状从胆囊壁突入腔内，容易发生坏死、溃烂、出血和感染；③黏液型腺癌（8%），胆囊壁有广泛浸润，肿瘤呈胶状易破溃，甚至引起胆囊穿孔。胆囊癌多发生在胆囊底、体部，偶见于颈部。肿瘤扩散可直接侵犯邻近器官（主要是肝脏）和沿丰富的淋巴转移为主，少见有沿胆囊颈管直接扩散及穿透血管的血行转移。

（三）临床表现

胆囊癌没有典型特异的临床症状，早期诊断困难，晚期可有上腹痛、黄疸、体重下降、右上腹包块等症状。

（四）MRI 表现

MRI 检查见胆囊壁增厚和肿块，肿瘤组织在 T_1WI 为较肝实质轻度或明显低的信号结构，在 T_2WI 则为轻度或明显高的信号结构，且信号强度不均匀。胆囊癌的其他 MRI 表现是：①侵犯肝脏，85% 胆囊癌就诊时已侵犯肝脏或肝内转移，其信号表现与原发病灶相似；②65%～95% 的胆囊癌并发胆石，MRI 可显示胆囊内或肿块内无信号的结石，并能发现 CT 不能发现的等密度结石；当肿块很大，其来源不清时，如能在肿块内发现结石，则可帮助确诊胆囊癌；③梗阻性胆管扩张，这是由于肿瘤直接侵犯胆管和肝门淋巴结转移压迫胆管所致；④淋巴结转移，主要是转移到肝门、胰头及腹腔动脉周围淋巴结。

（五）诊断要点

（1）长期慢性胆囊炎和胆石症病史，并出现黄疸、消瘦和体重下降。

（2）MRI 检查见胆囊肿块，T_1WI 呈低信号，T_2WI 呈混杂高信号，可见无信号结石影。

（3）可见肝脏直接受侵和转移征象，梗阻性黄疸及肝门和腹膜后区淋巴结转移。

（六）鉴别诊断

胆囊癌需与肝、胰等组织肿瘤侵犯胆囊窝或胆囊感染后的肿块样增厚以及其他胆囊良性病变如息肉和乳头状瘤鉴别。

三、胆石症

（一）概述

胆石占胆系疾病的 60%，胆石可位于胆囊或胆管内，多见于 30 岁以上的成年人。

（二）病理

按化学成分可将胆石分为三种类型：①胆固醇类结石，胆固醇含量占 80% 以上；②胆色素类结石，胆固醇含量少于 25%；③混合类结石，胆固醇含量占 55%～70%。胆囊结石以胆固醇结石最常见，其次为混合性结石。

（三）临床表现

与结石的大小、部位及有无并发胆囊炎和胆道系统梗阻有关。1/3～1/2 的胆囊结石可始终没有症状。间歇期主要为右上腹不适和消化不良等胃肠症状。急性期可发生胆绞痛、呕吐和轻度黄疸。伴发急性胆囊炎时可出现高热、寒战等。

（四）MRI 表现（图 11-8～图 11-10）

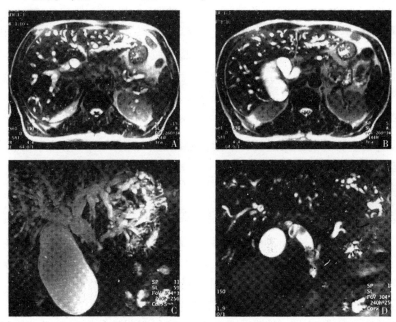

图 11-8　胆总管内多发性结石

男性，62 岁。A、B. T_2WI 显示肝内胆管普遍扩张，呈高信号。C、D. MRCP 显示肝内外胆管普遍扩张，胆总管内有多个低信号结石，胆囊扩大

胆石症的 MRI 专题研究不多，很少有用 MRI 诊断胆石症的专题报道，无论胆囊结石或是胆管结石，多是在检查上腹部其他器官时偶然发现。胆石的质子密度很低，其产生的磁共振信号很弱。一般而论，在 T_1WI 上多数胆石不论其成分如何，均显示为低信号，与低信号的胆汁不形成对比，如胆汁为高信号，则低信号的胆石显示为充盈缺损；在 T_2WI 上，胆汁一般为高信号，而胆石一般为低信号充盈缺损。少数胆石可在 T_1 和 T_2 加权图像上出现中心略高或很高的信号区。当结石体积小，没有胆管扩张，且又位于肝外胆管时 MRI 诊断困难。

3%～14% 的胆囊结石并发胆囊癌。

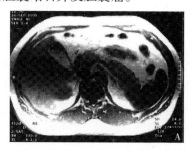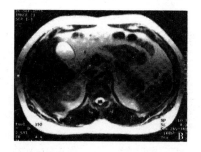

图 11-9　胆囊泥沙样结石

男性，29 岁。A. T_1WI 泥沙样结石显示为略高信号；B. T_2WI 显示胆囊内下部（重力方向）低信号区，与胆汁分层

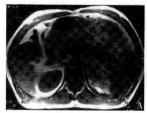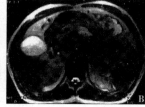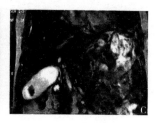

图 11-10　胆囊炎、胆石症

男性，45 岁。A. T_1WI 胆囊内信号仍不均匀；B、C. T_2WI 胆囊壁稍厚，其内信号有分层现象，下部结石为低信号，其中更低信号为块状结石，上部高信号为胆汁

（五）诊断要点

（1）有右上腹痛和黄疸等症状或无症状。

（2）MRI 检查发现胆囊或胆管内低信号充盈缺损。结石阻塞胆管可引起梗阻性胆管扩张。

（六）鉴别诊断

有时需与胆囊癌、胆癌息肉和息肉样病变鉴别。

四、先天性胆管囊肿

（一）概述

先天性胆管囊肿又称为先天性胆管扩张症，女性较男性多见，临床上约 2/3 见于婴儿，原因不明。

（二）病理

Todani 根据囊肿的部位和范围将胆管囊肿分为五型（图 11-11）：Ⅰ型最常见，又称为胆总管囊肿，局限于胆总管，占 80%～90%；它又分 3 个亚型，即ⅠA 囊状扩张、ⅠB 节段性扩张、ⅠC 梭形扩张。Ⅱ型为真性胆总管憩室，占 2%。Ⅲ型为局限在胆总管十二指肠壁内段的小囊性扩张，占 1.4%～5.0%。Ⅳ型又分为ⅣA 肝内外多发胆管囊肿和ⅣB 肝外胆总管多发囊肿，非常罕见。Ⅴ型即卡罗利病，为单发或多发肝内胆管囊肿，它又分两个亚型，即Ⅰ型特点是肝内胆管囊状扩张，多数伴有胆石和胆管炎，无肝硬化或门静脉高压；Ⅱ型非常少见，特点是肝内末端小胆管扩张而近端大胆管无或轻度扩张，不伴结石和胆管炎，有肝硬化和门静脉高压。

（三）临床表现

临床上主要有三大症状：黄疸、腹痛和腹内包块，但仅 1/4 的患者同时出现这三大症状，婴儿的主要症状是黄疸、无胆汁大便和肝肿大。儿童则以腹部肿块为主。成人常见腹痛和黄疸。

（四）MRI 表现

MRI 可以显示囊肿的大小、形态和走行，尤其是 MRCP。囊肿内液体在 T_1WI 表现为低信号，T_2WI 呈高信号。

（五）诊断要点

（1）有黄疸、腹痛和腹内包块典型症状。

（2）MRI 和 MRCP 见胆道系统扩张，而周围结构清楚正常，无肿瘤征象。

（六）鉴别诊断

当胆管囊肿发生在肝外胆管，须与肾上腺囊肿、肾囊肿、肠系膜囊肿和胰头假性囊肿鉴别。

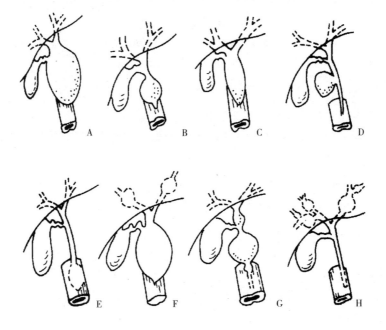

图 11-11　胆管囊肿 Todani 分型

A. 胆总管全部囊状扩张；B. 胆总管部分囊状扩张；C. 胆总管梭形扩张；
D. 胆总管憩室；E. 十二指肠内胆总管囊肿；F. 肝内外多发胆管囊肿；
G. 肝外多发胆管囊肿；H. 卡罗利病，肝内胆管单发或多发囊肿

（陈初阳）

第三节　胰腺疾病

一、胰腺癌

（一）概述

胰腺癌是最常见的一种胰腺肿瘤，近年来，其发病率有明显增长趋势，男性多于女性，以 50～70 岁发病率高，早期诊断困难，预后极差。

（二）病理

胰腺癌起源于腺管或腺泡，大多数发生在胰头部，约占 2/3，体尾部约占 1/3。大多数癌周边有不同程度的慢性胰腺炎，使胰腺癌的边界不清，只有极少数边界较清楚。部分肿瘤呈多灶分布。胰头癌常累及胆总管下端及十二指肠乳头部引起阻塞性黄疸，胆管及胆囊扩大；胰体癌可侵及肠系膜根部和肠系膜上动、静脉；胰尾癌可侵及脾门、结肠。胰腺癌可经淋巴转移或经血行转移到肝脏及远处器官；还可沿神经鞘转移，侵犯邻近神经如十二指肠胰腺神经、胆管壁神经和腹腔神经丛。

（三）临床表现

胰腺癌早期症状不明显，临床确诊较晚。癌发生于胰头者，患者主要以阻塞性黄疸而就诊；发生于胰体、胰尾者，则常以腹痛和腹块来就诊。如患者有下列症状应引起注意：①上腹疼痛；②体重减轻；③消化不良和脂肪泻；④黄疸；⑤糖尿病；⑥门静脉高压。

（四）MRI 表现（图 11-12、图 11-13）

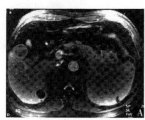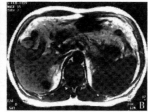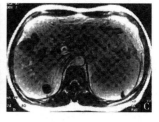

图 11-12　胰尾癌

男性，60 岁。A. T$_2$WI 显示胰腺尾部不规则增大，信号不均匀；B. T$_1$WI 肿瘤区可见不均匀低信号；C. 增强扫描肿瘤轻度强化

MRI 诊断胰腺癌主要依靠它所显示的肿瘤占位效应引起的胰腺形态学改变，与邻近部位相比，局部有不相称性肿大。肿块形状不规则，边缘清楚或模糊。胰腺癌的 T$_1$ 和 T$_2$ 弛豫时间一般长于正常胰腺和正常肝组织，但这种弛豫时间上的差别不是每例都造成信号强度上的差别。在 T$_1$WI 约 60% 表现为低信号，其余表现为等信号；在 T$_2$WI 约 40% 表现为高信号，其余表现为等或低信号。肿瘤可压迫侵犯周围组织如肝、肾以及压迫或包绕胰后的血管组织。肿瘤侵犯胰导管使之阻塞，发生胰导管扩张，扩张胰管内的胰汁在 T$_2$WI 为高信号。胰头癌阻塞胆总管，引起胆总管扩张。如出现腹膜后淋巴结转移，则可见淋巴结肿大。癌向胰周脂肪组织浸润，显示为中等信号的结节状或条索状结构伸向高信号的脂肪组织，边界可

清楚锐利，也可模糊不清。胰周血管受侵犯表现为血管狭窄、移位或闭塞。脾静脉或门静脉闭塞常伴有侧支循环形成，在脾门和胃底附近可见增粗扭曲的条状或团状无信号血管影。肿瘤内部可出现坏死、液化和出血等改变，在 T_2WI 表现为混杂不均的信号，肿瘤性囊腔表现为不规则形的高信号，有时难与囊肿鉴别。

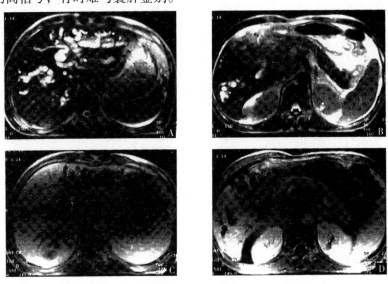

图 11-13　胰头癌

女性，41 岁。A、B. T_2WI 显示胰头增大，信号不均匀，边缘不清，肝内胆管扩张；

C、D. 增强扫描胰头肿块仍无明显强化

（五）诊断要点

（1）有上腹痛、消瘦、黄疸等临床症状。

（2）MRI 检查见胰腺肿块和轮廓改变，肿块 T_1WI 呈低或等信号，T_2WI 呈高信号或等信号。

（3）胰周血管和脂肪受侵，淋巴结肿大，胰管和肝内胆管扩张。

（六）鉴别诊断

胰腺癌需与伴胰腺肿大的慢性胰腺炎、胰腺假性囊肿、胰腺囊腺瘤等相鉴别。

二、胰腺转移瘤

（一）概述

胰腺实质的转移性肿瘤并不少见，尸检报道胰腺转移瘤发生率占恶性肿瘤的 3% ~ 11.6%。肺癌、乳腺癌、黑色素瘤、卵巢癌及肝、胃、肾、结肠等部位的恶性肿瘤都可以发生胰腺转移。

（二）病理

胰腺转移癌可以多发，也可以单发，除血行和淋巴转移外，胰腺常被邻近器官的恶性肿瘤直接侵犯。胃癌、胆囊癌和肝癌可以直接侵犯胰腺组织。

（三）临床表现

胰腺转移癌常缺少相关的临床症状和体征。

（四）MRI 表现

胰腺转移癌 MRI 表现与胰腺癌相似，T_1WI 表现为低或等信号，T_2WI 表现为混杂的高信号，可像胰腺癌那样累及邻近器官和解剖结构。胰腺转移性肿瘤单发时，在影像上与原发癌不能区分，发现为多发病灶时应考虑为转移性肿瘤的可能。

（五）诊断要点

（1）有其他部位原发恶性肿瘤病史及相关的临床症状和体征。

（2）MRI 检查见胰腺单发或多发病灶，T_1WI 呈低或等信号，T_2WI 呈混杂高信号。病灶多发有助于诊断。

（六）鉴别诊断

胰腺转移癌单发时需与胰腺原发癌鉴别。

三、胰岛细胞瘤

（一）概述

胰岛细胞瘤多是良性肿瘤，分功能性和非功能性两种。功能性胰岛细胞瘤中，以胰岛素瘤和胃泌素瘤最常见，前者占 60% ~75%，后者约占 20%。胰岛细胞癌少见。

（二）病理

多为单发性，体尾部多见，头部较少，也可发生于十二指肠和胃。体积较小，一般为 0.5~5 cm，可小至镜下才发现。圆或椭圆实性小结，质实可钙化，伴出血坏死时质可变软，界限清楚。瘤组织可纤维化、透明变、出血、坏死、钙化。良恶性以有无转移及包膜浸润为标准。

（三）临床表现

无功能性肿瘤往往以腹块为首发症状，多伴有其他腹部症状。功能性胰岛细胞瘤往往因其功能所致症状而就诊，如胰岛素瘤产生低血糖等有关症状，胃泌素瘤产生佐林格—埃利森综合征。化验检查时发现血中相关激素升高。

（四）MRI 表现

胰岛细胞瘤的 T_1 和 T_2 弛豫时间相对较长，T_1WI 为低信号，T_2WI 为高信号，圆形或卵圆形，边界锐利。T_1 和 T_2 加权图像上病灶的信号反差很大，非常小的甚至尚未引起胰腺轮廓改变的胰岛素瘤也能检出。胰岛细胞瘤的胰外侵犯和肝转移，MRI 同样能很好显示。特别是肝转移与原发灶相仿，即 T_1 和 T_2 时间均较长，因此在 T_2WI 上可呈现为单发或多发、边界清楚、信号强度很高的高信号区，即所谓的"灯泡征"，与肝海绵状血管瘤十分相似。因为胰岛细胞瘤的初步普查基于临床和实验室检查，仅有限的患者必须做影像学检查，目前提倡直接使用 MRI 这样昂贵的影像技术对这些病灶进行影像学普查。

（五）诊断要点

（1）典型的临床症状，激素测定以及阳性激发试验等。

（2）MRI 表现为胰腺占位，T_1WI 呈低信号，T_2WI 呈高信号，二者信号反差大。

（六）鉴别诊断

功能性胰岛细胞瘤结合典型临床表现和化验结果诊断容易，无功能胰岛细胞瘤需与胰腺癌和胰腺转移癌等相鉴别。

四、胰腺炎

（一）概述

胰腺炎是一种常见的胰腺疾病，分为急性胰腺炎和慢性胰腺炎。诊断主要依靠临床和实验室检查，影像诊断技术主要用来了解胰腺损害的范围及观察并发症的发展情况。目前 MRI 对胰腺炎症性病变的诊断价值不大。

（二）病理

急性胰腺炎的主要病理改变：①急性水肿型（间质型），占 75% ~ 95%，胰腺肿大发硬，间质有充血水肿及炎症细胞浸润，可发生局部轻微的脂肪坏死，但无出血，腹腔内可有少量渗液；②急性坏死型（包括出血型），少见，占 5% ~ 25%，胰腺腺泡坏死，血管坏死性出血及脂肪坏死为急性坏死型胰腺炎的特征性改变。此型病死率甚高，如经抢救而存活，胰腺的病理发展可能有以下两个途径：①继发细菌感染，在胰腺或胰周形成脓肿；如历时较久，可转变为胰腺假性囊肿；②急性炎症痊愈后，可因纤维组织大量增生及钙化而形成慢性胰腺炎。

慢性胰腺炎是复发性或持续性炎症病变，主要病理改变为胰腺的纤维化改变，可累及胰腺局部或全部，使胰腺增大、变硬，后期可发生萎缩，常有胰管扩张、钙化、结石及假性囊肿形成，病变可累及胃和十二指肠，使之发生粘连和狭窄，甚至可压迫胆总管，导致胆总管扩张，有时也可引起脾静脉血栓形成或门静脉梗阻。

（三）临床表现

急性胰腺炎的临床症状和体征与其病理类型有关，轻重不一，但均有不同程度的腹痛，伴有恶心、呕吐、发热。坏死性胰腺炎病情较重，可有休克。体检有腹部压痛、反跳痛，严重时有肌紧张，少数可有腹水和腹块体征，实验室检查可发现血清淀粉酶与脂肪酶活性升高。

慢性胰腺炎多为反复急性发作，急性发作时症状与急性胰腺炎相似，表现为腹痛、恶心、呕吐和发热。平时有消化不良症状如腹泻等，甚至可产生脂肪下痢，严重破坏胰岛时可产生糖尿病，病变累及胆道可引起梗阻性黄疸。腹部检查若有假性囊肿形成可扪及囊性肿块。血清淀粉酶活性可以升高或正常。

（四）MRI 表现（图 11-14）

急性胰腺炎时，由于水肿、炎性细胞浸润、出血、坏死等改变，胰腺明显增大，形状不规则，T_1WI 表现为低信号，T_2WI 表现为高信号，因胰腺周围组织炎症水肿，胰腺边缘多模糊不清。小网膜囊积液时，T_2WI 上可见高信号强度积液影；如出血，在亚急性期见 T_1WI 和 T_2WI 均为高信号的出血灶。炎症累及肝胃韧带时，使韧带旁脂肪水肿，于 T_2WI 上信号强度升高。慢性胰腺炎时胰腺可弥漫或局限性肿大，T_1WI 表现为混杂低信号，T_2WI 表现为混杂高信号。30%慢性胰腺炎有钙化，小的钙化灶 MRI 难于发现，直径大于 1 cm 的钙化灶表现为低信号。慢性胰腺炎也可使胰腺萎缩。胰腺假性囊肿在 T_1WI 表现为境界清楚的低信号区，T_2WI 表现为高信号。MRI 不能确切鉴别假性囊肿和脓肿，两者都表现为长 T_1 长 T_2 信号，炎症包块内如有气体说明为脓肿。

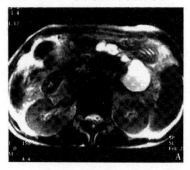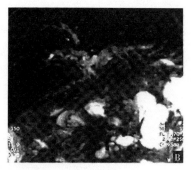

图 11-14　慢性胰腺炎

男性，59 岁。A. T_2WI 显示胰腺边缘不清，胰尾部及体部前方多个大小不等水样高信号区，边缘清楚；B. MRCP 显示肝内胆管轻度扩张，粗细不均匀

（五）诊断要点

（1）有腹痛、恶心、呕吐和发热等典型临床表现。化验检查血、尿淀粉酶活性升高。

（2）急性胰腺炎：MRI 示胰腺肿大，T_1WI 呈低信号，T_2WI 呈高信号，组织界面模糊，可并发脓肿、积液、蜂窝织炎、出血等。

（3）慢性胰腺炎：MRI 示胰腺体积可增大或缩小，T_1WI 呈混杂低信号，T_2WI 呈混杂高信号，常伴胰腺钙化、胰管结石和假性囊肿。

（六）鉴别诊断

急性胰腺炎若主要引起胰头局部扩大，需与胰头肿瘤相鉴别。慢性胰腺炎引起的局限性肿块需与胰腺癌相鉴别。慢性胰腺炎晚期所致的胰腺萎缩，需与糖尿病所致的胰腺改变及老年性胰腺改变进行鉴别。

（陈初阳）

第五篇

超声临床诊断

第十二章

心脏超声诊断

第一节 超声心功能评价

心室收缩功能评价为超声心动图检查的最常见指征。常规检查均应对左室收缩功能进行定量评价。左室舒张功能至少应在收缩功能受损、高血压、心力衰竭、心肌病等患者中进行评价。对于累及右心疾病（如肺栓塞、右室心肌梗死、肺心病等）患者，右心功能也应重点关注。

一、左室收缩功能

全面评价左室功能应测量收缩末与舒张末内径、容积、室壁厚度、评价室腔的几何形态。临床上左室收缩功能最常用的评价指标为射血分数（EF），其超声测量方法如下。

1. 目测法

有经验的检查者可通过观察室壁运动情况，目测评估 EF 为正常、减低、增强，或可估测其大致数值。在情况不允许定量测量或无法获取可供准确测量的图像切面时，可使用该法。但其存在明显的主观性与经验依赖性，常规检查推荐使用定量方法测量。

2. 内径法

在左室腔大小、形态正常，室壁运动幅度均匀的情况下，可测量左室内径通过一定公式计算容积。常用 Teichholtz 公式：$V = [7.0/(2.4+D)] \times D^3$；式中，$V$ 为左室容积；D 为左室内径。在胸骨旁左室长轴腱索中段水平（左室长轴近心底 1/3 水平），使用 M 型或二维方法，测量左室舒张末期内径与收缩末期内径，即可计算出容积与 EF（图12-1）。该法简便易行，但对于心室形态失常、节段性室壁运动异常的患者，会造成明显误差。

3. Simpson 法

心尖双平面 Simpson 法是二维超声心动图测量左室容积与 EF 最准确的方法。其基本原理为，将左室沿长轴方向等分为若干份，每一份均可假设为一个圆柱体（或圆盘），因高度与底面直径已知，体积易于算出；将心底到心尖的若干圆盘体积相加，即可得到心室容积。在标准心尖四腔心与二腔心切面中，分别于舒张末期、收缩末期停帧，手动勾画左室心内膜并确定左室长径，即可测得容积与 EF（图 12-2）。该法虽相对繁琐，且对图像质量要求较高（心内膜面显示不清时，影响测量准确性），但在理论上与对比研究中均证实了其良好的测量准确性，无论对室壁运动正常或节段性运动异常的患者均适用。

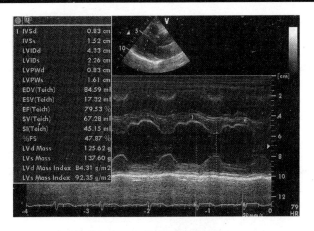

图 12-1　Teich 法测量 EF

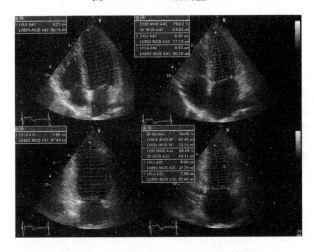

图 12-2　心尖双平面 Simpson 法测量 EF

二、左室舒张功能

左心室舒张包括等容舒张期和充盈期两个时相，而充盈期又可分为快速充盈期、减慢充盈期和心房收缩期 3 个相位。舒张早期（等容舒张期和快速充盈期）是耗能的主动过程，此期心肌本身的松弛决定舒张能力；减慢充盈期左室的充盈是被动过程，心肌的顺应性或僵硬度是决定此期左室充盈的主要因素；心房收缩期左房的收缩射血进一步增加左室的充盈，此期左室内的压力与心肌的顺应性是决定充盈量的关键。正常的舒张功能表现为舒张期心室充分充盈，同时舒张压没有异常升高。

超声心动图是最常用的无创评价左室舒张功能的影像学方法。全面细致的二维超声心动图检查是评价心功能的基础，可为明确诊断或排除导致舒张功能不全的器质性病变提供重要信息。例如，左室壁增厚、左房扩大而不伴瓣膜病变是左室舒张功能不全与左室舒张压升高的强有力征象；另外，如心肌淀粉样变性、肥厚型心肌病、高血压性心脏病等可导致左室舒张功能不全的典型器质性心脏病变，均可通过二维超声心动图检查得以明确。综合多普勒技术是评价左室舒张功能的主要方法。需强调的是任何单一指标都不足以全面评价左室舒张功能，正确合理诊断左室舒张功能不全，有赖于对舒张生理的深入理解和多项参数综合分析。

1. 二尖瓣口舒张期血流频谱

二尖瓣口舒张期血流频谱通常为双相波型，由舒张早期的快速充盈血流 E 峰和舒张晚期左心房收缩的充盈血流 A 峰组成。测定的参数包括 E 峰最大血流速度、A 峰最大血流速度、E/A 比值、E 峰减速时间（DT）等。

正常人 80% 的左心室充盈发生于快速充盈期（E 峰时相），5% 的充盈发生于减慢充盈期，15% 的充盈发生于心房收缩期（A 峰时相）。E/A 血流速度比值随年龄而发生变化。正常年轻人，左心室弹性良好，舒张开始后心肌迅速松弛，在舒张早期大部分充盈已经完成，心房收缩期充盈量少，E > A。随年龄增长，心肌松弛能力逐步下降，等容舒张期左心室压下降率及舒张早期充盈率均减慢，E 峰逐步减低；左心室与左心房间达到等压的时间延迟，DT 延长；早期充盈减少使得心房收缩的辅助充盈显得更为重要，A 峰逐渐增大。在 50～60 岁时，E 与 A 趋于相等，之后 E/A 比值逐渐小于 1。

以二尖瓣口舒张期血流频谱特征为基础，可将左室舒张功能不全的充盈模式分为三种类型。

（1）松弛延缓：E/A < 1，DT 延长。见于正常老年人与舒张功能轻度受损的病理情况。左室松弛功能减低而左房辅助充盈加强，心腔内压力正常。

（2）假性正常：E/A > 1，DT 正常或缩短。左室舒张功能中度障碍，由松弛异常向顺应性降低过渡，左房压增加而使舒张早期左房—左室间压差恢复正常，以代偿左室舒张速率的减慢。

（3）限制性充盈：E/A > 2，DT 缩短。左室舒张功能严重障碍，舒张早期短促的左室充盈主要依赖于明显升高的左房压力，由于室壁僵硬（顺应性降低），心房收缩很少甚至不能形成左室充盈。

三种充盈类型所反映的左室舒张功能不全渐次加重，预后逐级不良。

二尖瓣口血流频谱虽可在很大程度上用于评价左室舒张功能，但频谱形态在本质上是由左室充盈期的瓣口压差及其随时间的变化而决定的，左心室充盈和左心室舒张功能二者并不完全等同。二尖瓣频谱及其参数测值受心率、心律、前负荷、主动脉瓣反流、心包病变等诸多因素影响，并存在变异。

2. 肺静脉血流频谱

肺静脉血流频谱通常由正向收缩波（PVs）、舒张波（PVd）和负向心房收缩波（PVa）三相波型组成。有时收缩波可辨别 PVs_1 和 PVs_2 两个峰，前者较小、反映左心房舒张；后者较大、反映左心房压及其顺应性和左心室收缩功能。PVd 反映左心室充盈。PVa 峰值速度和间期反映左心房压和左心房收缩功能。与二尖瓣频谱结合分析，有助于鉴别前者的假性正常、评价左心房平均压和左心室舒张末压增高。

正常情况下，PVs≥PVd。左室舒张功能异常、左房压升高时 PVs 减低，随病情进展演变为：PVs > PVd（松弛功能异常）→PVs < PVd（假性正常）→PVs < PVd（限制性充盈），在此过程中 PVa 速度逐渐增高、时限延长。

3. 二尖瓣环组织多普勒

二尖瓣环处于左室与左房交界、心室肌附着的特殊位置，其运动形式可反映左室整体的功能状态。二尖瓣环舒张期频谱由等容舒张波、快速充盈期左室心肌主动松弛产生的 Ea 波及心房收缩期 Aa 波组成。Ea 与 Aa 的变化规律与意义类似于二尖瓣口血流频谱 E 峰与 A

峰，但前者受前负荷影响相对小。Ea 峰值速度呈现随年龄增长逐渐减低的趋势：儿童与青年人侧壁瓣环（在心尖四腔心图中测量）Ea≥20 cm/s；30 岁以上的正常人通常侧壁 Ea > 12 cm/s。侧壁 Ea≤8 cm/s 提示左室舒张功能受损，并可用以鉴别二尖瓣口舒张期血流频谱的假性正常。由于心肌排列的不同，室间隔瓣环的 Ea 峰值速度较侧壁 Ea 稍低。二尖瓣口舒张期血流 E 峰与组织多普勒瓣环 Ea 速度比值（E/Ea，可理解为经 Ea 校正的 E 峰速度）与左室充盈压相关良好，与导管检查进行对比的研究表明，E/Ea（侧壁）> 10 或 E/Ea（间隔）> 15 提示左室舒张末压升高；E/Ea < 8 提示左室舒张末压正常。

结合分析二尖瓣口舒张期血流频谱充盈类型、肺静脉血流频谱、组织多普勒二尖瓣环运动速度等指标，可了解左室充盈特征与左房压、评价左室舒张功能：①对于左室收缩功能明显减低（EF < 40%）的患者，观察二尖瓣口舒张期血流频谱特征即可了解左室充盈压情况，通常 E/A≥1.5、DT≤140 ms 为充盈压升高的可靠指征；②EF 相对正常（≥40%）的患者，二尖瓣口血流频谱 E 峰与 E/Ea 是估测充盈压最好的指标：E/Ea≥15，则肺小动脉楔压（PCWP）≥20 mmHg；E/Ea < 10，则 PCWP 正常；③E/Ea在 10～15 者，常需要通过评价肺静脉血流频谱特征、行 Valsalva 动作、测量左室充盈时间等综合方法估测充盈压。

三、右心功能评价与肺动脉压估测

常规检查应测量右房、右室内径，半定量评价右室壁收缩运动为正常、减弱或增强。累及右心的疾病可增加右室压力负荷（如肺栓塞）或容量负荷（如甲状腺功能亢进），造成右室、右房扩大，功能性三尖瓣反流，肺动脉收缩压升高，右室壁运动代偿增强或正常、失代偿后运动减弱；右室收缩功能显著减低时，可表现为肺动脉瓣口收缩期血流速度、三尖瓣反流速度均减低，下腔静脉增宽且内径随呼吸无变化（腔静脉压升高）。

肺动脉收缩压可通过测量三尖瓣反流速度与压差进行估测。在右室流出道通畅的情况下，可认为肺动脉收缩压 = 右室收缩压 = 三尖瓣跨瓣压差 + 右房压。三尖瓣跨瓣压差可依据简化的伯努利方程计算：$\Delta p = 4v^2$，即通过测量收缩期三尖瓣反流峰值速度 v，就可算得收缩期三尖瓣口的峰值跨瓣压差（右室—右房压差）Δp。右房压的大小可采用简单的经验估计法：右房无扩大时，为 5 mmHg；右房扩大时，为 10 mmHg；右房显著扩大、三尖瓣重度反流时，为 15 mmHg。

（邵小慧）

第二节　心脏声学造影

心脏声学造影又称为造影超声心动图。它是指将声学造影剂经不同途径导入血流，使心脏及血管内出现增强的气体回声反射，根据这些回声反射的部位、时相、走形及强弱来判断心血管解剖及血流动力学的超声心动图诊断方法。

一、心脏声学造影的适应证及相对禁忌证

（一）适应证

（1）对各种发绀型先天性心脏病患者，可确定有无右向左分流及其流量的大小。

（2）对非发绀型由左向右分流先天性心脏病患者，可观察右心系统有无负性造影区而

协助诊断。

（3）确定超声心动图上曲线及暗区所代表的解剖结构。

（4）帮助确定有无左位上腔静脉永存、右上腔静脉缺如、肺动静脉瘘等。

（5）了解瓣膜情况及估测右心功能、左心室舒张功能。

（6）观察左心腔大小及室壁厚度、探查左向右分流等。

（7）用于手术后复查及追踪，评价手术效果。

（二）相对禁忌证

（1）重度心力衰竭。

（2）重度贫血。

（3）重度发绀。

（4）心血管栓塞史。

（5）冠心病心肌梗死。

二、常用心脏声学造影剂的使用方法及注意事项

心脏声学造影机制在于把能产生大量微气泡的液体注入血管中，使血流中出现与血液声阻抗不同的介质，从而在显示屏上出现增强的云雾状回声反射，其成功的关键是造影剂。

（一）常用的右心声学造影剂

（1）过氧化氢（H_2O_2）：注射用3%过氧化氢0.5～1 mL，静脉注射，随后用10～20 mL生理盐水或5%葡萄糖注射液续注，使过氧化氢及时抵达心脏。

（2）碳酸氢钠维生素C、盐酸或醋酸混合液：5%碳酸氢钠溶液2～10 mL，按（1～2）：1再在注射器加入5%维生素C 5 mL、1%盐酸0.5～1 mL或5%醋酸1 mL混合，稍加摇动，静脉注射。

（二）常用的左心声学造影剂

理想的左心声学造影剂必须具备以下特点。

（1）绝大部分微泡直径小于红细胞，从静脉注入血管后能通过肺及心肌的微循环。

（2）从静脉注入血管后稳定性高，能保证血管内微泡浓度。

（3）具有类似红细胞在人体内的血流动力学特点。

（4）无生物活性，对人体无不良反应。

氟碳造影剂应用广泛，可能是目前最有前途的声学造影剂之一。氟碳造影剂临床上可用于心内膜边界的检测，同时也可以观察心肌灌注情况，目前已进入我国市场的氟碳造影剂有SonoVue，它的常用方法是静脉推注，通过三通管将两个注射器与静脉通道相通，其中一个注射器内为造影剂，另一个注射器内为5～10 mL生理盐水。将造影剂快速注入后，迅速旋转三通，用另一注射器内生理盐水冲管，保证造影剂快速全部进入血流。

（三）造影剂使用注意事项

所有的左心声学造影剂均能作为右心系统显影之用，右心声学造影剂也可进入左心及冠状动脉内显影，但其直径较大，可能对心肌、脑、肾等重要脏器的微循环造成阻塞。因此，目前氟碳造影剂是较常用的造影剂之一。在使用过程中应注意以下几点。

（1）检查药物的澄明度，避免注入含有其他杂质的造影剂。

（2）注意三通开关连接及旋钮指向，避免因液体走向错误而影响观察。

（3）注射速度宜快，应在 1～2 秒内完成，并立即用生理盐水，使管内造影剂能迅速进入血管。

（4）两次注射时间间隔应在 5 分钟以上；注射次数不宜过多，一般在 5 次以内。

（5）检查时应充分提高仪器的灵敏度，减少抑制与加大增益，使造影剂的回声与心脏相应结构均能显示。

（6）检查过程中应注意患者有无不良反应，如有不适应该立即停止注射。

三、心脏声学造影的临床应用

（一）右心声学造影

1. 检测分流血流

（1）左心系统异常显影。

1）房间隔缺损：造影剂进入右心房的同时或之后的一个心动周期内左心房、二尖瓣、左心室和主动脉内相继出现造影剂强回声反射，即提示房水平右向左分流；如出现部分不显影的低回声区（负性显影区），则提示左向右分流，但负性显影区阳性率不高，可能与左心房、右心房压力阶差不大有关。

2）室间隔缺损：平静条件下，造影剂进入右心显影后，左心室、左心室流出道、主动脉根部相继出现造影剂反射提示室水平右向左分流，它有两种可能：舒张期分流，提示右心室压已达或超过左心室压的 2/3，舒张压瞬时超过左心室压；收缩期分流，提示右心室压显著大于左心室压，提示有严重的肺动脉高压。当室水平左向右分流时，可在右心室内出现负性显影区，但其阳性率不高，若呈阳性，则具有重要诊断价值。

3）法洛四联症：静脉注射造影剂后，右心室内造影剂通过骑跨在主动脉的室间隔缺损达左心室，在左心室流出道和主动脉根部显示高浓度的造影剂反射。

4）肺动静脉瘘：造影剂在右心显影后 5～8 个心动周期，左心房、左心室持续出现较右心造影剂反射细小、亮度高的云雾状颗粒。

5）原发性肺动脉高压：由于不存在心内分流，造影剂始终留在右心系统，直至经肺循环排出，左心系统始终不出现造影剂。

6）冠状静脉窦扩张与永存左位上腔静脉：任何导致右心容量或压力负荷增加的原因均可引起冠状静脉窦扩张。先天性原因最多见于永存左位上腔静脉回流冠状静脉窦所致。如果永存左位上腔静脉与正常的位于右侧的上腔静脉之间无交通，注入造影剂后，首先在扩张的冠状静脉窦内出现造影剂，后在右心房、右心室内出现造影剂；如果永存左位上腔静脉与正常的位于右侧的上腔静脉之间存在交通，则造影剂首先经过永存左位上腔静脉、冠状静脉窦回流至右心房，同时也通过交通血管进入正常的右侧上腔静脉后回流右心房，因路径较长，右心房内出现造影剂时间晚于冠状静脉窦。

（2）大动脉内异常显影：动脉导管未闭时，若降主动脉内出现收缩期造影剂回声，则提示肺动脉高压的存在。

2. 改善多普勒信号

造影剂的多普勒信号增强作用可提高低速血流的检出率，提高心脏内各瓣膜反流检出的敏感性，避免对反流程度的低估。

3. 右心功能测定

通过测定静脉注射造影剂起始至右心房内出现造影反射的时间（即臂心循环时间）和右心室内造影剂消失的时间（即右心室排空时间），来了解右心功能的变化。

（二）左心声学造影

1. 左侧心腔声学造影

（1）左心系统解剖结构定位、测定左心室心腔大小及室壁厚度、观察心脏占位性病变。

（2）判断心内左向右分流：心内左向右分流在临床上十分常见，但在右心系统声学造影时不易显示。负性造影区有假阳性，存在较大的局限性。左心系统声学造影对这一问题有一定的帮助。因为心内间隔完整时，经左心途径给药后，左心的造影剂不向右分流。如伴有间隔缺损时，依病变部位可见右心系统的相应室腔内出现造影剂。

（3）探查瓣膜关闭不全。

（4）观察肺静脉血流。

2. 心肌声学造影

心肌声学造影（MCE）是近年来发展起来的一项评价心肌灌注的新技术。心肌声学造影指左心系统的微泡进入冠状动脉内达到一定的浓度，可使灌注区心肌回声增强，达到超声强化显影的效果。它具有较高的空间分辨率，在临床上备受国内外学者重视。在心导管检查、心外科手术中的应用逐渐广泛，主要应用范围：在急性心肌梗死早期诊断中的应用、在急性胸痛患者危险分层中的作用、估计侧支循环及对存活心肌的判定、估测冠状动脉微循环储备能力、用于指导心脏停搏液的输入途径及评价停跳液的分布、指导血管桥的移植部位及评价血管桥的通畅性等。

四、心脏声学造影的局限性及展望

心脏声学造影作为一种新的超声影像技术，一方面其应用领域在不断扩大，为临床诊断和治疗提供越来越多的参考价值；另一方面其安全性、有效性仍在密切监测之中。

（1）尽管动物实验及临床实践证明心脏声学造影是安全可靠的影像技术，但仍存在超声生物效应及微泡空化效应，临床医师必须密切关注声学造影可能存在的风险，严格遵从造影剂使用说明，掌握声学造影适应证及相关并发症的处理方法。在声学造影过程中密切监护，注意有无心律失常或其他罕见并发症，如过敏反应等。

（2）机械指数是衡量超声安全性的一个重要指标，但这一指标是没有域值的。动物实验中，即使机械指数低也能观察到声学造影引起的生物效应。因此在临床使用过程中应尽可能用低机械指数，同时尽可能减少不必要的超声暴露时间。

（3）静脉注射声学造影与二次谐波成像相结合进行心肌造影是一种判断冠状动脉血流灌注的新技术。虽然大量研究表明此法是一种评价冠状动脉解剖、生理和心肌灌注简便、易行的诊断方法，但此项技术目前仍处于实验研究阶段，只有等到药监部门的正式批准后才能广泛应用于临床。

（4）目前进入我国市场的造影剂售价昂贵，因而也限制了声学造影检查的广泛应用。

（5）声学造影剂靶向诊断与治疗是对比超声发展的一个重要方向，研究前景光明。

（邵小慧）

第三节　感染性心内膜炎

感染性心内膜炎（IE）为细菌等微生物感染所致的心内膜炎症，最常见的致病菌为α溶血性链球菌或草绿色链球菌，以侵犯心脏瓣膜多见。临床特点是发热、心脏杂音多变、脾大、贫血、黏膜皮肤瘀点和栓塞现象及周围免疫性病理损害。

感染性心内膜炎从临床表现、病程、并发症和最后转归等方面考虑，可分为急性和亚急性两型。临床上亚急性较急性常见。急性感染性心内膜炎大多数发生于正常心脏，亚急性感染性心内膜炎绝大多数发生于原有心脏瓣膜病或心血管畸形的基础上。

由于左侧瓣膜所受的血流平均压力高于右侧瓣膜，赘生物多发生于主动脉瓣和二尖瓣，肺动脉瓣和三尖瓣较为少见。根据温特力效应，心内膜的病变多发生于血流高速处、高压腔至低压腔处和侧压较低区域，即二尖瓣反流的心房侧、主动脉瓣关闭不全的心室侧、室间隔缺损的右心室侧等。

一、血流动力学

感染性心内膜炎导致二尖瓣产生溃疡或穿孔、腱索或乳头肌软化断裂，将继发严重瓣膜关闭不全。此时，收缩期左心室部分血液通过关闭不全的二尖瓣反流入左心房，造成左心房血流量增加；在舒张期，反流至左心房的血流连同肺静脉回流至左心房的血流一同进入左心室，使左心室前负荷增加，从而导致左心室的扩大。长期的左心室容量负荷过重，可发生左心室功能不全。严重的二尖瓣反流可使左心房和肺静脉压力显著升高，导致肺淤血甚至肺水肿。主动脉瓣上的赘生物，常致主动脉瓣脱垂和关闭不全，舒张期左心室同时接受二尖瓣口的正常充盈血液和主动脉瓣口的异常反流血液，左心室前负荷增加。急性主动脉瓣关闭不全的患者，由于左心室快速扩张的能力有限，左心室舒张压升高明显，导致左心房压和肺静脉压升高，产生肺水肿。

感染侵袭主动脉窦，形成窦瘤，并可破入右心房、右心室或左心房，造成相应心内异常分流的血流动力学改变。

二、诊断要点

（一）定性诊断

1. 二维超声心动图

受损瓣膜上形成团块状、条索状、扁平状或不规则状赘生物，大小不定，直径小的为2.0～3.0 mm，大的为10.0～20.0 mm；急性期，赘生物为偏低回声，而慢性期或治愈后的赘生物表现为高回声。

2. 彩色多普勒超声心动图

当继发二尖瓣关闭不全或瓣膜穿孔时，收缩期于左心房内可探及源于瓣口或穿孔处的花彩反流束；当继发主动脉瓣关闭不全时，舒张期左心室流出道可探及源于主动脉瓣口的花彩反流束。

（二）定位诊断

1. 主动脉瓣赘生物

感染性心内膜炎时，主动脉瓣是易受累的瓣膜，赘生物多附着于瓣叶常受高速血流冲击的左心室面及主动脉瓣下的左心室流出道（通常起自室间隔的基底部），较大而有活动性的赘生物舒张期可脱入左心室流出道，收缩期脱入主动脉瓣口。

2. 二尖瓣赘生物

感染性心内膜炎时，二尖瓣较常受累，仅次于主动脉瓣。二尖瓣赘生物多数位于左心房面，可活动的赘生物于收缩期进入左心房，舒张期脱入左心室；较大的二尖瓣赘生物可引起类似二尖瓣狭窄甚至梗死的超声改变。

3. 三尖瓣赘生物

三尖瓣较少受累，主要与经静脉注射毒品有关，其超声表现与二尖瓣赘生物相似（图12-3）。

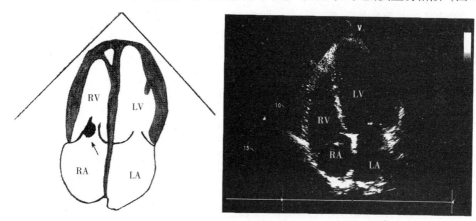

图 12-3　非标准切面四腔心探及三尖瓣右心房面高回声赘生物

LA：左心房；LV：左心室；RA：右心房；RV：右心室

4. 肺动脉瓣赘生物

肺动脉瓣最少被累及；肺动脉瓣心内膜炎通常发生在肺动脉瓣狭窄、动脉导管未闭、法洛四联症及室间隔缺损等先天性心脏病基础上（图12-4）。

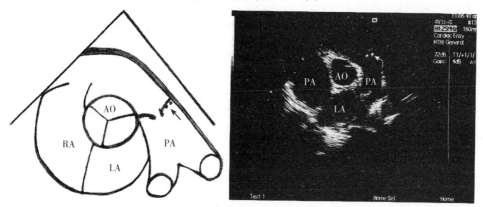

图 12-4　大动脉短轴切面探及肺动脉瓣上高回声赘生物

LA：左心房；RA：右心房；AO：主动脉；PA：肺动脉

（三）定量诊断

超声心动图能显示赘生物的形状、大小、回声强度、数目及活动度。经胸超声可以发现直径 2 mm 大小的赘生物，敏感度为 65%～80%，而经食道超声检查可高达 95%。检查时要保证图像质量处于最理想状态，利用所有声窗、多个不同切面进行探查。

三、诊断注意点

（1）相应的临床表现，例如：败血症表现；心脏短期内出现杂音，且杂音多变、粗糙；在原来心脏疾病的基础上，出现原因不明发热 1 周以上伴有心脏杂音改变，伴或不伴有栓塞和血管损害现象，常见脑栓塞、肺栓塞、肾栓塞及脾栓塞，皮肤出现奥斯勒结节、罗特斑及詹韦损害等，为超声诊断感染性心内膜炎的必备条件。

（2）临床上出现发热、吸毒、多发肺部感染三联症时，应考虑三尖瓣感染性心内膜炎的可能。大的三尖瓣赘生物需要与右心房肿瘤相鉴别。

（3）主动脉瓣感染心内膜炎时，要注意是否有二尖瓣瘤的形成。

（4）人工瓣感染性心内膜炎患者大部分伴有心脏脓肿，但经胸超声心动图检出率低，对可疑病例须进行经食管超声心动图检查。

四、并发症诊断

（一）瓣膜继发性损害

感染性心内膜炎常继发瓣膜组织严重损害，是导致死亡的主要原因。

1. 主动脉瓣

主动脉瓣受损常出现瓣叶穿孔或瓣叶撕裂，其典型特征是舒张期左心室流出道内探及来源于主动脉瓣的反流束。主动脉瓣叶因高速反流束的冲击而快速颤动，在 M 型超声曲线上表现为特征性高速颤动征。主动脉瓣连枷样改变是指舒张期受累瓣叶脱入左心室流出道，呈凹面朝下。

2. 二尖瓣

二尖瓣受损出现腱索断裂，瓣叶呈连枷样改变，前后叶对合点错位，腱索断端收缩期甩入左心房，舒张期则返回左心室。

3. 三尖瓣

三尖瓣受损也会造成腱索断裂，使瓣叶活动呈连枷样改变。严重的关闭不全可继发右心容量负荷过重。

4. 肺动脉瓣

肺动脉瓣受破坏时也表现为连枷样改变。在 M 型超声肺动脉瓣曲线上可见舒张期颤动征。

（二）瓣膜外并发症

感染向瓣膜外扩展可导致瓣周脓肿、心内瘘管形成、化脓性心包炎、心脑肾脓肿等。

1. 瓣周脓肿

瓣周脓肿常见于葡萄球菌感染所致的急性心内膜炎。当患者出现新的反流杂音、心包炎或高度房室传导阻滞时，应考虑瓣周脓肿形成可能。

（1）主动脉瓣根部脓肿：主动脉根部脓肿直接征象为主动脉壁内出现无回声区。间接征象有：①Valsalva窦瘤形成；②主动脉根部前壁增厚≥10.0 mm；③间隔旁瓣周厚度≥10.0 mm；④人工瓣松脱摇动。主动脉根部脓肿还可引起二尖瓣膨出瘤及二尖瓣—主动脉瓣瓣间纤维区假性动脉瘤。

二尖瓣膨出瘤表现为二尖瓣前叶局部向心房侧突出呈风袋状，其产生机制可能为主动脉瓣关闭不全的反流束冲击二尖瓣前叶，产生病损和感染，使局部组织薄弱，在左心室的压力下向左心房持续膨出。早期发现二尖瓣膨出瘤并处理可以避免二尖瓣膨出瘤破裂引起的致命性二尖瓣关闭不全并防止手术不彻底而残留感染灶。

二尖瓣—主动脉瓣瓣间纤维区假性动脉瘤表现为风袋样无回声区在主动脉根部后方向左心房突出，其产生机制可能为二尖瓣与主动脉间纤维组织发生感染，使局部组织结构薄弱，在左心室的压力下向心房内或心包内膨出。

（2）二尖瓣环脓肿：即在二尖瓣后瓣的后方左心室壁内出现的圆形无回声区，其发生率较主动脉根部脓肿低。

2. 室间隔脓肿

当感染性心内膜炎患者临床上出现新的房室传导异常，须考虑室间隔脓肿形成。超声表现为病变处室间隔变厚，回声增强，甚至可出现无回声区。

3. 心内瘘管

当主动脉根部脓肿破入右心室、左心房或右心房，可产生主动脉→右心室、主动脉→左心房或主动脉→右心房间分流，并产生相应血流动力学改变。

4. 心肌梗死

当主动脉瓣上的赘生物脱落，进入冠状动脉循环，可阻塞左右冠状动脉近端，从而产生心肌梗死，出现室壁节段运动异常。

五、鉴别诊断

1. 感染性心内膜炎与风湿性心脏病相鉴别

风湿性心脏病病变的瓣膜僵硬，活动受限，而感染性心内膜炎其瓣膜的活动性多保持正常，赘生物活动幅度大。结合临床，两者鉴别不难。

2. 瓣膜赘生物与瓣膜黏液变性、心房黏液瘤相鉴别

瓣膜黏液变性病变累及单个瓣膜多见，而心内膜炎常累及多个瓣叶，且为弥漫性病变；心房黏液瘤舒张期可脱入房室瓣口，但黏液瘤有蒂附着在房壁上。

（邵小慧）

第十三章

妇科超声诊断

第一节　子宫先天性发育异常

一、双子宫、双阴道

1. 临床表现

患者多无临床症状，部分患者可有痛经、月经不调及不孕等。多于人工流产、产前检查及分娩时发现。

2. 声像图表现

纵切时可见两个子宫、宫颈和阴道回声，横切面在宫底部呈蝴蝶翅膀样，各有宫腔线（图 13-1A）。宫颈部较宽或呈哑铃状，可见两个宫颈管回声（图 13-1B），阴道较宽有两个气体线。CDFI 横断扫查，自子宫颈至子宫体部扫查，血流信号均呈双环样分布（图 13-1C、D）。

3. 诊断注意点

双子宫可伴有一侧肾缺如。

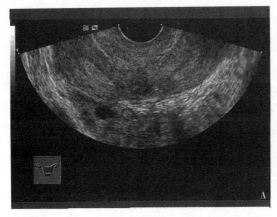 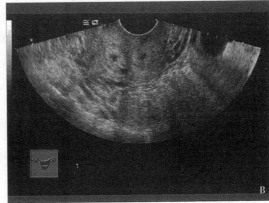

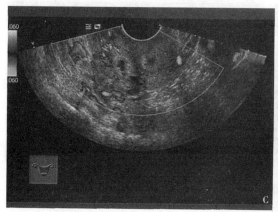
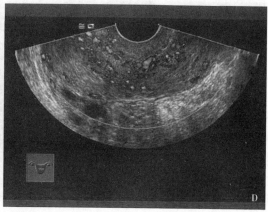

图 13-1　双子宫

A. 经阴道横断面扫查，宫底部呈蝴蝶翅膀样；B. 宫颈部横断面扫查，显示两个颈管回声；C、D. 彩色多普勒，血流信号均呈双环样分布。C. 宫颈部横断面扫查；D. 宫底部横断面扫查

二、双角子宫与鞍状子宫

1. 临床表现

双角子宫分为完全双角子宫和不全双角子宫。可有反复流产史，妊娠后可有胎位异常，以臀位居多。

2. 声像图表现

（1）完全双角子宫：纵断扫查，在宫底和宫体部移行探头时如双子宫图像（图 13-2A、B），但仅有一个子宫颈及阴道。横断扫查，宫体部分开，连接部成角，呈"V"形，含有分叶状宫腔回声，宫体宽，宫腔回声分离（图 13-2C、D），宫颈多表现为正常形态。

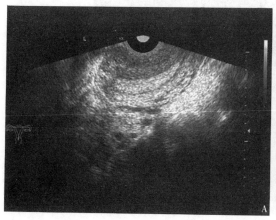
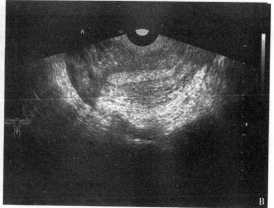

图 13-2

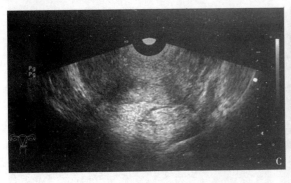
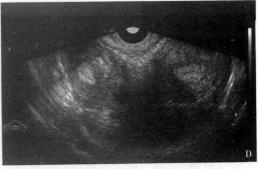

图 13-2　完全双角子宫

A、B. 纵断扫查可显示两个完全分离的宫体。A. 右侧宫
体；B. 左侧宫体；C、D. 横断扫查，C. 近宫颈部为单一
宫腔；D. 宫体部分开，连接部成角

（2）不全双角子宫：纵断扫查，其宫体上部移行探头时如双子宫图像，但宫体下段、宫颈及阴道仅为一个。横断扫查，子宫底部成角呈"V"形，其凹陷的深度≥1 cm，宫体上段宫腔回声分离（图13-3），下段及宫颈多表现为正常形态。

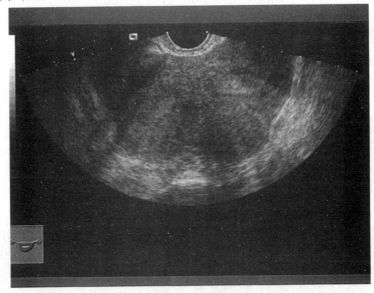

图 13-3　不全双角子宫

宫底中央部凹陷、成角

（3）鞍状子宫：宫底部略凹，凹陷深度 <1 cm；宫腔回声略呈弧形（图 13-4）。

3. 诊断注意点

完全双角子宫需与双子宫相鉴别，前者为单宫颈、双宫体，后者为双宫颈、双宫体。不全双角子宫需与鞍状子宫鉴别，前者宫底部凹陷的深度≥1 cm，后者宫底部凹陷的深度 <1 cm。

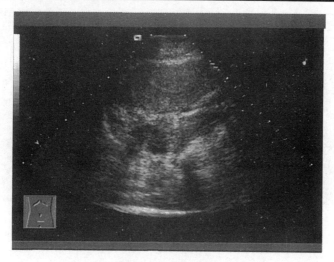

图 13-4　鞍状子宫

宫底部略凹，深度 <1 cm，宫腔回声略呈弧形

三、纵隔子宫

1. 临床表现

纵隔子宫分为完全纵隔和不全纵隔两种类型。患者可发生流产、早产或胎位不正；产后可发生胎盘粘连或胎盘滞留等。

2. 声像图表现

（1）子宫完全纵隔畸形：纵断扫查，将探头从子宫一侧移至对侧，先见到一个宫腔回声，然后消失，再出现另一个宫腔回声。宫底部冠状面扫查：可似正常子宫底，也可略为凹陷或较平滑（图 13-5）。宫颈部至宫体部横断面：宫体较宽；宫颈至宫体中央可见与肌层组织回声基本一致的纵隔组织，子宫腔被分为对称或不对称两部，声像图上可见到两侧各自的宫腔回声（图 13-6）。

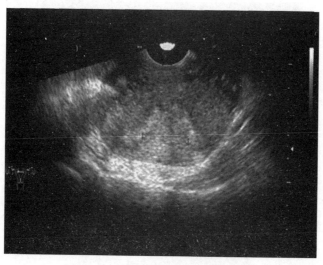

图 13-5　纵隔子宫宫底部冠状面扫查

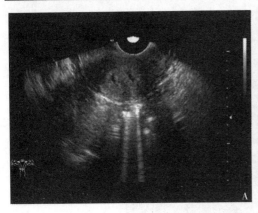
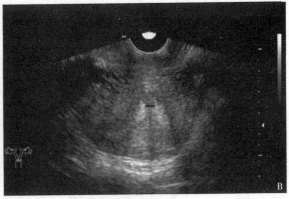

图 13-6　子宫完全纵隔畸形

A. 宫颈部横断面显示两个宫颈管回声；B. 宫体部冠状面显示宫腔回声分离

（2）子宫完全纵隔伴交通：纵断扫查，与完全纵隔子宫声像图表现相似；横断扫查，宫颈和宫体与完全纵隔子宫相似，可见宫颈管及宫体部宫腔回声分离；宫体下段宫腔回声融为一个（图 13-7）。

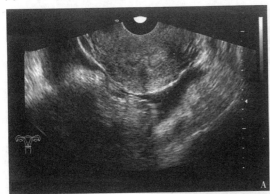
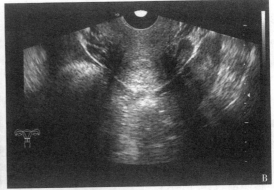
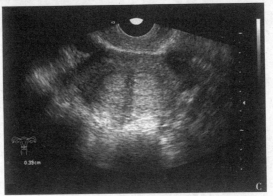

图 13-7　子宫完全纵隔畸形伴交通

A. 宫颈部横断扫查，宫颈管回声分为两个；B. 宫体下段横断扫查，宫腔回声融为一个；C. 宫体部横断扫查，宫腔回声分离

（3）子宫不全纵隔畸形声像图：在子宫纵隔水平，其横切面与完全纵隔子宫的声像图

一致；在两侧宫腔的会合部，宫腔回声与正常子宫一致（图 13-8）。

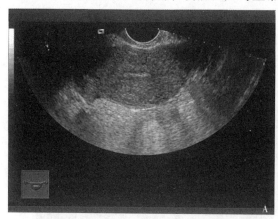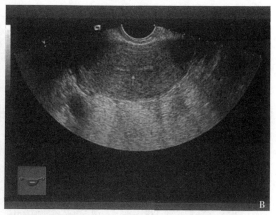

图 13-8　子宫不全纵隔横断扫查

A. 宫体下段为单一宫腔；B. 宫体上段宫腔回声分离

（4）彩色多普勒血流显像：完全纵隔子宫于宫体部及宫颈部可见双环状血流信号（图 13-9）；不全纵隔于宫体部可见双环状血流信号，而子宫下段为单环状血流分布（图 13-10）。

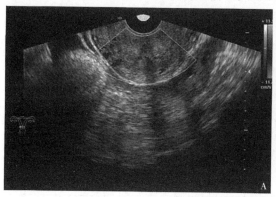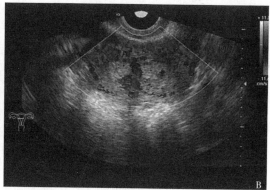

图 13-9　子宫完全纵隔

壁内血流分布呈双状征。A. 宫颈部；B. 宫体部

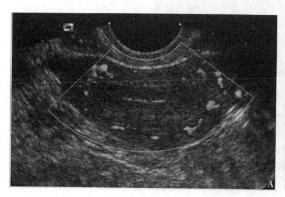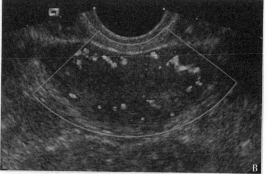

图 13-10　子宫不全纵隔

A. 子宫下段血流信号分布呈单环状；B. 子宫上段血流信号分布呈双环状

3. 诊断注意点

（1）如果完全纵隔子宫的下段为膜性组织，其声像图可显示为类似不全纵隔子宫的表现。

（2）超声检查的时间宜在子宫内膜的分泌期，此时内膜较厚，回声较强（图 13-11A）；如果在月经周期的增生早期行经阴道超声检查，由于内膜回声较弱（图 13-11B），容易忽略异常的声像图特征。

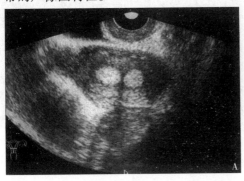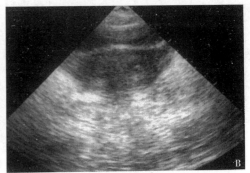

图 13-11　纵隔子宫

A. 分泌期，内膜厚、回声强；B. 增生早期，内膜薄、回声低

四、单角子宫与残角子宫

1. 临床表现

单角子宫者可妊娠，但易流产与早产。残角子宫与单角子宫并存，分为三型。Ⅰ型：残角子宫与外界相通，残角子宫妊娠需中止时，人工流产或药物流产均不可能被刮出或自然排出；若未被诊断出而继续妊娠，可持续到妊娠 16 周，甚至 20 周时自然破裂，其症状与体征极似异位妊娠破裂。Ⅱ型：残角子宫有宫腔但与外界不通（与正常子宫腔不通），可有经血积存，且有痛经症状，甚至可发展为子宫内膜异位症。Ⅲ型：残角子宫无宫腔无症状。

2. 声像图表现

子宫一侧可见向外突出的实性包块（图 13-12），需与浆膜下子宫肌瘤鉴别；宫腔声学造影可显示单角子宫与残角子宫是否相通（图 13-13）。

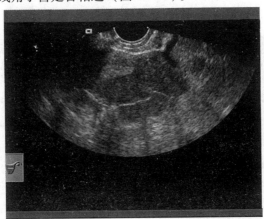

图 13-12　残角子宫与单角子宫并存

图左侧为单角子宫，内见宫腔回声；图右侧为残角子宫，与单角子宫相连，未见宫腔回声

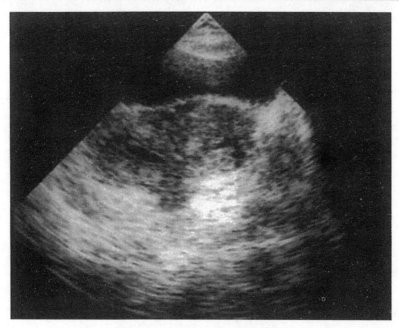

图13-13　残角子宫与外界相通

宫腔声学造影显示单角子宫与残角子宫均有液体注入

3. 诊断注意点

单角子宫的声像图表现往往与正常子宫难以鉴别，单角子宫可合并残角子宫，应注意与浆膜下肌瘤相鉴别；残角子宫常伴有同侧泌尿系统发育畸形。

（高　洁）

第二节　子宫平滑肌瘤和平滑肌肉瘤

一、临床表现

子宫平滑肌瘤简称子宫肌瘤，是妇科最常见的良性肿瘤。子宫平滑肌瘤可位于肌壁间、浆膜下、黏膜下及宫颈，浆膜下肌瘤向阔韧带内生长，称为阔韧带肌瘤。常见特殊类型的平滑肌瘤包括血管平滑肌瘤和脂肪平滑肌瘤等。

子宫平滑肌肉瘤较少见，占子宫恶性肿瘤的1%，其恶性度取决于分化程度和临床分期，多发生于绝经前后。子宫平滑肌肉瘤的特点是子宫壁内的孤立性肿块，呈浸润性生长，通常不伴有平滑肌瘤。

二、声像图表现

1. 子宫肌瘤

（1）子宫体积：多发性子宫肌瘤或较大单发肌瘤可致子宫体积增大、形态失常，部分肌瘤带蒂，可远离子宫。较大的壁间肌瘤可致宫腔线变形、向前或向后移位，黏膜下肌瘤可致宫腔线回声分离（图13-14）。

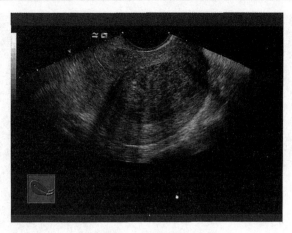

图 13-14 子宫黏膜下肌瘤

瘤体占据宫腔致宫腔回声分离

（2）子宫肌瘤的内部回声：多呈低回声或中等回声（图 13-15），也可表现为中等回声，与肌壁分界清楚；肌瘤变性时内部回声比较复杂，肌瘤钙化时回声显著增强，后方伴声影（图 13-16）；肌瘤红色变性或囊性变常呈低或无回声。

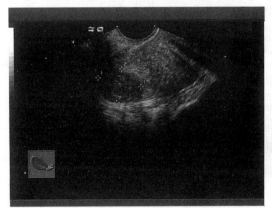

图 13-15 子宫平滑肌瘤

瘤体回声多偏低，边界清楚

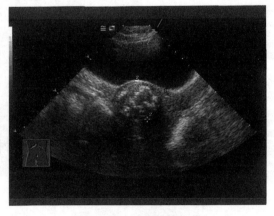

图 13-16 子宫肌瘤钙化

肌瘤内见强回声伴声影

（3）CDFI：子宫肌瘤边缘常出现带状、半环状或点状血流信号，肌瘤实质内可有点状、短线状或小树枝状血流信号（图 13-17），子宫肌瘤供养动脉的阻力指数常大于 0.5；肌瘤红色变性时几乎看不到血流信号（图 13-18）。

2. 血管平滑肌瘤

血管平滑肌瘤为特殊类型的子宫平滑肌瘤，与子宫平滑肌瘤的声像图表现相似，彩色多普勒血流显像多表现为富血供瘤体（图 13-19）。

3. 脂肪平滑肌瘤

脂肪平滑肌瘤为平滑肌瘤的特殊类型，由平滑肌组织和少量脂肪组织构成。脂肪平滑肌瘤多呈高回声（图 13-20）。

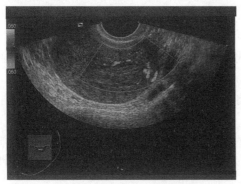

图 13-17　子宫肌瘤

CDFI 子宫肌瘤边缘常出现带状、半环状或点状血流信号

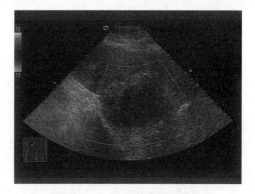

图 13-18　子宫肌瘤红色变性

瘤体内呈低回声，几乎看不到血流信号

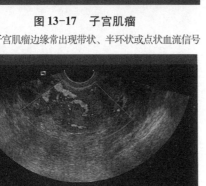

图 13-19　子宫血管平滑肌瘤

瘤体内血流信号丰富

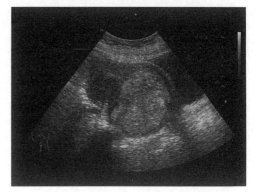

图 13-20　子宫脂肪平滑肌瘤

瘤体呈高回声

4. 平滑肌肉瘤

子宫体积通常增大，肿瘤呈浸润性生长，与正常肌壁界限不清，肿瘤体积较大，内部回声不均；发生凝固性坏死时，可伴有不规则无回声区（图 13-21A）。CDFI：既可见较丰富的血流信号，也可表现为血流信号稀少（图 13-21B）。

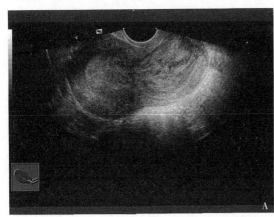
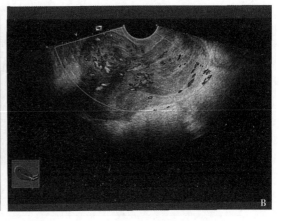

图 13-21　子宫平滑肌肉瘤

A. 二维声像图示肿瘤体积较大，内部回声不均；B. CDFI 示病变基底部血流信号较丰富，脱入宫颈部血流信号减少

三、诊断注意点

（1）子宫平滑肌瘤多表现为界限清楚的低回声结节，血管平滑肌瘤多表现为富血供瘤体，脂肪平滑肌瘤多为高回声结节，平滑肌肉瘤多边界不清，可伴有不规则液化区。

（2）子宫黏膜下肌瘤与子宫腺肌瘤性息肉及癌变、子宫内膜息肉及癌变可呈现相似的临床、声像图表现及相似的血流特征。

（3）致子宫持续、快速增长的瘤体多为平滑肌瘤，瘤体内出血是导致短期快速增大的主要原因。平滑肌肉瘤多表现为瘤体持续增大。因此，超声检查对子宫体肿瘤的良恶性鉴别存在一定难度。

（高　洁）

参考文献

[1] 崔英哲，李家钰，石莹，等．国内外医学教学模式对医学影像学教学改革的启示[J]．中国继续医学教育，2022，14（16）：194-198．

[2] 徐克，龚启勇，韩萍．医学影像学[M]．8 版．北京：人民卫生出版社，2018．

[3] 王振常，郭启勇．中华临床医学影像学：头颈分册[M]．北京：北京大学医学出版社，2016．

[4] 余建明．中华医学影像技术学：数字 X 线成像技术卷[M]．北京：人民卫生出版社，2017．

[5] Jacob Mandell．核心放射学：影像诊断图解教程[M]．王维平，译．北京：人民卫生出版社，2017．

[6] 王振宇，徐文坚．人体断层影像解剖学[M]．北京：人民卫生出版社，2016．

[7] 韩萍，于春水．医学影像诊断学[M]．4 版．北京：人民卫生出版社，2017．

[8] 高剑波．中华医学影像技术学：CT 成像技术卷[M]．北京：人民卫生出版社，2017．

[9] 郭佑民，陈起航，王玮．呼吸系统影像学[M]．2 版．上海：上海科学技术出版社，2016．

[10] 唐光健，秦乃姗．现代全身 CT 诊断学[M]．4 版．北京：中国医药科技出版社，2019．

[11] 费德尔．影像专家鉴别诊断：腹部分册[M]．王霄英，译．北京：人民军医出版社，2017．

[12] 陈克敏，陆勇．骨与关节影像学[M]．上海：上海科学技术出版社，2015．

[13] 陈方满．放射影像诊断学[M]．合肥：中国科学技术大学出版社，2015．

[14] 曹厚德，詹松华．现代医学影像技术学[M]．上海：上海科学技术出版社，2016．

[15] 冯晓源．现代医学影像学[M]．上海：复旦大学出版社，2016．

[16] 张嵩．肺部疾病临床与影像解析[M]．北京：科学出版社，2018．

[17] 金征宇，龚启勇．医学影像学[M]．3 版．北京：人民卫生出版社，2015．

[18] 穆勒，席尔瓦．胸部影像学[M]．史景云，费苛，孙鹏飞，译．上海：上海科学技术出版社，2015．

[19] W．理查德．韦伯，内斯特．L．穆勒，戴维．P．耐迪．高分辨率胸部 CT[M]．潘纪成，胡荣剑，译．北京：中国科学技术出版社，2017．

[20] 李真林，倪红艳．中华医学影像技术学：MR 成像技术卷[M]．北京：人民卫生出版社，2017．

[21] 毛翠平，晋瑞，郑龙，等．医学影像学线上线下教学效果的对比分析[J]．基础医学教育，2022，24（12）：990-993．